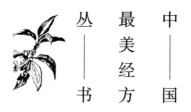

中国最美经方丛书

桂枝茯苓丸

GUIZHI
FULING
WAN

主　编

杨建宇　郭宏昌　何庆勇

中原农民出版社

·郑州·

图书在版编目(CIP)数据

桂枝茯苓丸/杨建宇,郭宏昌,何庆勇主编.—郑州:中原农民出版社,2021.9
(中国最美经方丛书)
ISBN 978-7-5542-2453-3

Ⅰ.①桂… Ⅱ.①杨… ②郭… ③何… Ⅲ.①桂枝茯苓丸-研究 Ⅳ.①R286

中国版本图书馆 CIP 数据核字(2021)第 177348 号

桂枝茯苓丸
GUIZHI FULING WAN

出 版 人:刘宏伟
选题策划:刘培英
责任编辑:张茹冰
责任校对:韩文利
责任印制:孙　瑞
装帧设计:薛　莲

出版发行:中原农民出版社
　　　　　地址:郑州市郑东新区祥盛街 27 号 7 层　　邮编:450016
　　　　　电话:0371-65788677(编辑部)　　　0371-65788199(营销部)
经　　销:全国新华书店
印　　刷:新乡市豫北印务有限公司
开　　本:710mm×1010mm　1/16
印　　张:10.25
字　　数:152 千字
版　　次:2021 年 11 月第 1 版
印　　次:2021 年 11 月第 1 次印刷
定　　价:49.00 元

如发现印装质量问题,影响阅读,请与印刷公司联系调换

编 委 会

大美经方！ 中医万岁！

今天有点兴奋！

"中华中医药祝之友、杨建宇教授经方经药传承研究工作室"的牌子挂在了印尼·巴淡岛！[1]我很自豪地说，这是中医药界第一块"经方经药"传承研究机构的牌子！自然，在东南亚乃至全球也是第一！而这，必须感谢、感恩医圣张仲景的经方！

在20世纪80年代，我刚学了中医方剂学，就到新华书店买了一本《古方今用》，其中第一和方"桂枝汤"，不但用于治疗感冒，而且还广泛用于内外妇儿疾病。我印象最深的是既治坐骨神经痛，又治高血压。当时，我就有点懵！待学完《伤寒杂病论》，就有点明白了。但是一直到90年代初，随着临床感悟的加深，对医圣经方潜心地体验，对《伤寒杂病论》反复体味，就基本上明白了许多。继而，临床疗效随着经方更广泛的应用而有了大幅提高，随即，我就被郑州地区多家门诊邀请出诊，还被许昌、濮阳、新乡、信阳等地邀请出专家门诊。直到现在，我仍坚持不懈地在临床中应用经方、体验经方、推广经方，并且效果显著，声誉远扬。时而，被邀至全国各地会诊疑难杂症；时而，被邀至全国各地讲解经方心得；偶尔，被邀至境外讲解经方，交流使用经方攻克疑难杂症的经验。而今天，把"经方经药"传承研究的牌子挂了印尼·巴淡岛上，这一切，都缘于经方！都成于经方！这真是最美经方！大美经方！我情不自禁地在内心深处呼喊，感谢经方！感恩医圣！

时间如梭！中医药发展进入加速期。重温中医药经典蔚然成风，国家中医药管理局"全国优秀中医临床人才研修项目"学员(简称国优人才班)的培养，重在经典的研修，通过对研修项目的关注、论证、宣教、参与、主持等历炼和学习，我接触到了中医经典大家，对中医经典有了更深入地认知，对经方有了更深刻地体验，临床疗效再次得到了稳步提升。北京市中医管理局、河南省中医管理局、南阳市中医药管理局共同举办仲景书院首期"仲景国医传人"精英班，我有幸作为执行班主任，再次对经方大家和经方学验有了更多的感触和心悟。再加之，近5年来我一直在牵头专病专科经方大师研修班的数十个研修班的学习与交流，在单纯的经方学习交流之基础上，更多地引导经方的学术研究提升和经方应用向主流医院内推广，这使我对"经方热"乃至"经典热"有了更多层面的了解和把握。其间，有一个"病准方对药不灵"现象引起了我的关注，我认为这一定是中药药物的精准及合理应用出了问题。即而联想到，之前国优人才班讲经典《神农本草经》苦于找不到专门研究《神农本草经》的教授，直到第三批国优人才班上课时，才发现只有祝之友老教授一个人专注《神农本草经》专题研究与经方解读。中医药界普遍不读《神农本草经》，大家不重视临床中药学科的发展，从而导致临床中药品种、中药古今变异等问题没有得到良好的控制和改善，导致用药临床不效。故而，我们立即开始举办"基于《神农本草经》解读经方临证应用研修班和认药采药班"，旨在引导大家重温中医药首部经典《神农本草经》，认真研究经方的用药精准问题。此时此刻，明确提出"经药"这一"中医临床药学"的基本概念。根据祝之友老教授的要求和亲自授课、督导，我迅速把这个概念推广至全国各地（包括台北市的国际论坛上），及东南亚地区，为提高中医药临床疗效服务！而这个结果仍然是医圣经方的引领，仍然要感谢、感恩医圣仲景！大美经方！最美经方！

我和不少中医药人一样，稍稍有点小文人情愫，心绪放飞之时，就浮想联翩，继而就草草成文。恰好"中国最美经方丛书"第一辑15册即将出版，而邀我作序，就充之为序。

之于"中国最美经方丛书"，启于原"神奇的中华经穴疗法系列丛书"的畅销与好评！继而推出。既是中原出版传媒集团重点畅销图书，也是目前"经方热""经药热"之最流行类之书籍。本丛书系柳越冬教授带头，由国家名医传承室、大学科研机构、仲景书院经方兴趣研究小组等优秀的一线临床和科研人员共同编撰，是学习经方、应用经方、推广经方的参考书籍！对经方的临床应用和科研、教学均有积极的助推意义，必将得到广大"经方"爱好者、"经药"爱好者的热捧！

最后，仍用我恩师孙光荣国医大师的话来做结束语，那就是：

美丽中国有中医！

中医万岁！

杨建宇[2]

2018 年 6 月 2 日，于新加坡转机回国候机时

注释：[1]同时还挂了"中华中药泰斗祝之友教授东南亚·印尼药用植物苑"和"中华中医药中和医派杨建宇教授工作室东南亚·印尼工作站"的牌子。每块牌子上都有印尼文、中文、英文3种文字。

[2]杨建宇：研究员·教授，执业中医师，中华中和医派掌门人，著名经方学者和经方临床圣手。中国中医药研究促进会仲景医学研究分会副会长兼秘书长，仲景星火工程分会执行会长，北京中西医慢病防治促进会全国经方医学专家委员会执行主席，中关村炎黄中医药科技创新联盟全国经方健康产业发展联盟执行主席，中医药"一带一路"经方行（国际）总策划、总指挥、主讲教授，中华国医专病专科经方大师研修班总策划、主讲教授，中国医药新闻信息协会副会长兼中医药临床分会执行会长，曲阜孔子文化学院国际中医学院名誉院长、特聘教授。

目 录

上 篇　经典温习

1

中篇　临证新论

下篇 现代研究

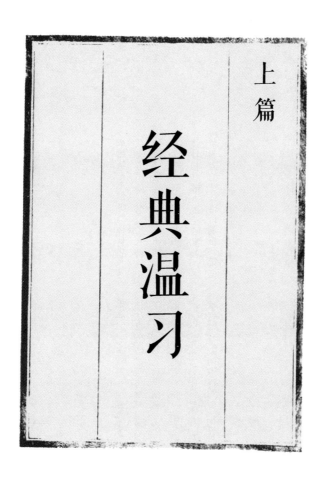

上篇

经典温习

本篇从三个部分对桂枝茯苓丸进行论述：第一章第一节溯本求源部分从经方出处、方名释义、药物组成、使用方法、方歌等方面对其进行系统梳理。第二节经方集注选取历代医家对经方的代表性阐释。第三节类方简析对临床中较常用的桂枝茯苓丸类方进行简要分析。第二章对组成桂枝茯苓丸的主要药物功效与主治，以及作用机制进行阐释，对桂枝茯苓丸的功效进行剖析。第三章对桂枝茯苓丸的源流与方论进行梳理，对古代医家方论进行论述。

第一章 概 述

第一节 溯本求源

一、经方出处

桂枝茯苓丸最早出现于《金匮要略·妇人妊娠病脉证并治第二十》。原文记载："妇人宿有癥病，经断未及三月，而得漏下不止，胎动在脐上者，为癥痼害。妊娠六月动者，前三月经水利时，胎也。下血者，后断三月衃也。所以血不止者，其癥不去故也，当下其癥，桂枝茯苓丸主之。"

二、方名释义

桂枝茯苓丸化瘀消癥，药物组成中桂枝温通血脉而行瘀滞，茯苓渗湿利下以助瘀血下行，兼益脾气而安胎元，两药相伍又能化气行湿而降浊，为君药，且本方运用于妇人妊娠，炼蜜为丸，以求缓下癥瘕，故方名为桂枝茯苓丸。

三、药物组成

桂枝茯苓丸由桂枝、茯苓、牡丹皮、芍药、桃仁五味药组成，原方剂量如下：

桂枝、茯苓、牡丹皮（去心）、桃仁（去皮尖，熬）、芍药各等分。现在一般各9g。

四、使用方法

古代用法:上五味,末之,炼蜜和丸,如兔屎大,每日食前服一丸,不知,加至三丸。现代用法:共为末,炼蜜为丸,每日服用3~5g。

五、方歌

癥痼未除恐害胎,胎安癥去悟新裁;

桂苓丹芍桃同等,气血阴阳本未该。

第二节　经方集注

"妇人宿有癥病,经断未及三月,而得漏下不止,胎动在脐上者,为癥痼害。妊娠六月动者,前三月经水利时,胎也。下血者,后断三月衃也。所以血不止者,其癥不去故也,当下其癥,桂枝茯苓丸主之。"

本条文论述胎与癥的鉴别及癥病漏下的治疗。妇人素有癥病史,停经不到3个月,漏下不止,并觉脐上似有胎动。其实这并不是真正的胎动,而是癥积作祟,故曰"为癥痼害"。一般胎动在怀孕18~20周出现,而且此时胎动部位在脐下,不在脐上。如果怀孕6个月感觉胎动,停经前3个月,月经又正常,受孕后胞宫亦按月增大,这才属于胎孕。若前3个月,经水异常,后3个月又经闭不行,胞宫也未按月增大,复见漏下不止,这是癥痼造成的。宿有癥积,血瘀气滞,所以经水异常,渐至停经。瘀血内阻,血不归经,又可漏下不止。此时癥积不去,漏下难止,故当消瘀化癥,使瘀去血止,当用桂枝茯苓丸治疗。

桂枝茯苓丸的组方以营血的运行机制和影响因素为基线,考虑了血瘀证的发病原因和病理变化。活血化瘀与调气、温经通脉、清郁热、补血、行水、利湿、化痰并用。

气机阻滞,是导致血瘀的重要原因,"血能载气",血瘀之后必然影响和加重气机郁滞,所谓"血瘀必兼气滞"。《景岳全书》云:"血必由气,气行则血行。故凡欲治血,则或攻或补,皆当以调气为先。"因此,活血祛瘀之中常配以调气之品,以使气行(旺)则血行。

血得温则行,遇寒则凝。瘀血为阴邪,活血化瘀之中适当配伍温经通脉之品,有助于瘀血消散。桂枝,《本经疏证》指出盖其应用之道有六:曰和营,曰通阳,曰利水,曰下气,曰行瘀,曰补中。方中桂枝一味药既行温经通脉之功,又兼行气之用,以助活血化瘀。

"血瘀之处,必有伏阳"(《成方便读》),血瘀日久,易于化热,常出现瘀热并见之证。若瘀热不除,又易灼阴耗血。故对血瘀化热者,宜酌配清热凉血之品,以期瘀热并除。牡丹皮性微寒,既活血化瘀又清热凉血。方中其应用即是考虑到瘀血郁久化热的问题。

瘀血阻滞,往往影响新血的生成,有"瘀血不去,新血不生"之说,而新血不生,瘀血亦不能自去。如《血证论·男女异同论》所云:"瘀血不行,则新血断无生理……盖瘀血去则新血易生,新血生而瘀血自去……则知以去瘀为生新之法,并知以生新为去瘀之法。"因此,活血祛瘀之中应适当配伍养血补血之品,这样补血扶正而利于化瘀。又因活血祛瘀之品性多破泄,过用久用,易伤正气,适当配伍养血补血之品又可祛瘀不伤正。方中用芍药,据考证应与现在的白芍同源,用其养血滋阴以期祛瘀不伤正,养血扶正利于化瘀。

"津血同源"即津液与血同源异类,若血行不利,脉络瘀滞,往往影响脏腑的气化功能,使水液运行障碍,导致瘀血兼夹水湿之证。正所谓"血不利则为水"(《金匮要略》)。另外若津液不布,化为水湿,阻遏气机,又会加重血瘀,因此,清代唐宗海指出"凡调血,先须调水",即以活血祛瘀为主,适当配伍利水祛湿之品。如此配伍既能祛其水湿,又能加强活血化瘀之功。方中茯苓,味甘而淡,甘则能补,淡则渗利,既能健脾,亦可利水渗湿。本品善淡渗利湿,使湿无所聚,痰无由生。茯苓一味药既可渗利不布之水湿,又可利湿、健脾化痰。水、湿、痰得祛,则瘀血更易消除。

全方药味精简,却配伍严谨。桂枝、茯苓的配伍,桂枝、桃仁的配伍,芍药、桃仁的配伍使全方活血化瘀又兼调气、温经通脉、清郁热、补血、行水、利湿和化痰。

桂枝与茯苓配伍:桂枝甘温,既可温扶脾阳以助运水,又可温肾阳、逐寒邪以助膀胱气化而行水湿痰饮之邪,为治疗痰饮病、蓄水证的常用药。茯苓健脾,利水渗湿。如《本草纲目》言"茯苓气味淡而渗,其性上行……滋水源而下降,利小便";张洁古谓其"属阳,浮而升",言其性也;东垣谓其"阳中之阴,降而下",言其功也;又如《本经疏证》言茯苓纯以气为用,"凡此皆起阴以从阳,布阳以化阴,使清者条达,浊者自然退听,可从下行,或从外达,是用茯苓之旨,在补不在泄,茯苓之用,在泄不在补矣"。桂枝与茯苓相伍,温阳化气行水。

桂枝与桃仁配伍:桂枝辛散温通,具有温通经脉、散寒止痛的作用,它既能温散血中之寒,又可宣导活血药物;《本经逢原》言:"桃仁,为血瘀血闭之专药。"该药性质平和,应用非常广泛。有医学者认为血瘀血结在脑部、在咽喉、在胸部、少腹、脐下、大肠、血室、肌腠、关节均可用之。二者相伍增强了化瘀止痛之效。

白芍与桃仁配伍:白芍苦、酸、微寒,入血分,主归肝经,具养血敛阴、柔肝止痛之效。与桃仁相伍,一散一敛,使散不伤正,养血敛阴以助瘀散。现代人习惯将方中芍药换作赤芍应用。赤芍清热凉血、活血化瘀,与牡丹皮、桃仁合用,活血化瘀及清热凉血之力增强,使瘀血及瘀久所化之热得以清除。

本方考虑了营血的运行机制和影响因素,考虑了血瘀证的发病原因和病理变化。活血化瘀与调气、温经通脉、清郁热、补血、行水、利湿、化痰并用,为活血化瘀组方之典范。

该方原治妇人素有癥块,致妊娠胎动不安或漏下不止之证。本方在选药力度上较和缓、轻柔。行气方面,未选用常用的、行气力量较强、行气效果较好的木香、柴胡、香附之类,行气力度柔和;取桂枝、茯苓温阳化气、行水祛湿,同附子、茯苓相比,其温阳化气力量相差甚远;癥块普遍认为是痰瘀互结,方中仅选用茯苓健脾渗湿以绝生痰之源,未选用陈皮、法半夏、浙贝母、栝楼、海藻、昆布之类,可见该方化痰散结药物药性平和,偏性不大,作用平缓。从该方的原主治疾病及选药上可以看出该方为缓消癥块。

第三节 类方简析

一、当归芍药散

本方出自《金匮要略》,原文为"妇人怀娠,腹中疠痛,当归芍药散主之"和"妇人腹中诸疾痛,当归芍药散主之",为治疗妊娠肝脾失调腹痛的良方。原文仅指出主治腹中疠痛。据方测证,可知此妊娠腹痛是由肝(血虚)脾(气虚)失调、气郁血滞湿阻所致。肝藏血、主疏泄,脾主运化水湿,妊娠时血聚胞宫养胎,肝血相对不足,则肝易失调畅而致气郁血滞,木不疏土,脾虚失运则湿阻。故用当归芍药散养血调肝,渗湿健脾。药物组成:当归三两,芍药一斤,茯苓四两,白术四两,泽泻半斤,川芎半斤(一作三两)。方中重用芍药敛养肝血,缓急止痛,辅以当归补养肝血、川芎行血中之滞气,三药共用以养血调肝;泽泻用量亦较重,意在渗利湿浊,白术、茯苓健脾除湿,三者合用以健脾渗湿。肝气足则其气条达,脾运健则湿邪自除。本方重用芍药,味酸苦而性微寒,入肝、脾二经,既擅养血柔肝、缓急止痛,又能通血脉、利小便,一药多用。当归辛甘而温,主入肝经,养血活血,调经止痛,与芍药共同为君药。白术、茯苓益气健脾,以复脾运,其中白术苦温尚能燥湿,使湿从内化,茯苓甘淡尚可渗湿,使湿从下走,二药共为臣药。川芎辛温,善走血海而活血行气,合君药活血止痛,以疗瘀阻血络,泽泻甘淡性寒,入肾与膀胱而利水渗湿,合茯苓则渗利之功尤彰,二者可助君药疏其血郁,利其水邪,以消除血与津的滞塞,同为佐药。全方以当归、芍药、川芎调血以柔肝,白术、茯苓、泽泻调津以益脾,共奏养血调肝、健脾利湿、缓急止痛之效。

二、温经汤

本方出自《金匮要略》,原文为:"问曰:妇人年五十所,病下利,数十日不止,暮即发热,少腹里急,腹满,手掌烦热,唇口干燥,何也? 师曰:此病属带下。何以故? 曾经半产,瘀血在少腹不去。何以知之? 其证唇口干燥,故知之。当以温经汤主之。"本方治证皆因冲任虚寒,瘀血阻滞所致。冲为血海,任主胞胎,二脉与妇女月经关系密切。冲任虚寒,血凝气滞,故小腹冷痛,月经不调,或久不受孕;瘀血阻滞,血不循经,冲任不固,故月经先期,或一月再行,甚则漏下不止;血为寒滞,经脉不畅,故月经后期,或经停不至;瘀血不去,新血不生,故唇口干燥;入暮发热,手心烦热为血虚发热及久瘀化热之象。本证属虚实寒热错杂,而侧重于寒实,故治当温经散寒与活血祛瘀并用,使血得温则行,血行瘀消,再辅以养血、清热之法。药物组成:吴茱萸三两,桂枝二两,当归二两,芍药二两,阿胶二两,麦冬(去心,一升),川芎二两,牡丹皮二两(去心),人参二两,半夏半升,生姜二两,甘草二两。方中吴茱萸辛苦大热,入肝、胃、肾经,辛则能散,苦能降泄,大热之性又能温散寒邪,故能散寒止痛;桂枝辛甘温,能温经散寒,通行血脉。两药合用,温经散寒,通利血脉之功更佳,共为君药。当归、川芎、芍药俱入肝经,能活血祛瘀,养血调经;牡丹皮味苦辛性微寒,入心、肝、肾经,活血祛瘀,并退虚热,共为臣药。阿胶甘平,气味俱阴,能养肝血而滋肾阴,具养血止血润燥之功;麦冬甘苦微寒,能养阴清热。两药合用,养阴润燥而清虚热,并制吴茱萸、桂枝之温燥。人参、甘草味甘入脾,能益气补中以资生化之源,阳生阴长,气旺血充。半夏辛温,入脾胃而通降胃气,与人参、甘草相伍,健脾和胃,有助于祛瘀调经;生姜辛温,温里散寒,与半夏合用,温中和胃以助生化,共为佐药。甘草又能调和诸药,兼为使药。诸药相伍,温经散寒以活血,补养冲任以固本,则瘀血去,新血生,虚热退,月经调而病自除。本方的配伍特点有二:一是方中温清补消并用,但以温经化瘀为主;二是大队温补药与少量寒凉药相配,能使全方温而不燥,刚柔相济,以成温通、温养之剂。

第二章　临床药学基础

第一节　主要药物功效与主治

桂枝茯苓丸由桂枝、茯苓、牡丹皮、芍药、桃仁五味药组成,全方药味精简,配伍严谨,后世医家多有发挥运用,疗效确切。

一、桂枝证

桂枝为樟科植物肉桂的嫩枝,主产于我国广东、广西等地,其幼嫩而香气浓郁者,品质较佳。《神农本草经》谓桂枝"主上气咳逆,结气喉痹,吐吸,利关节"。

桂枝主治气上冲:所谓气上冲,是患者的一种自我感觉。主要有两个方面,①上冲感:气从少腹上冲胸,患者的咽喉、胸膺部、腹部有突发性的气窒感、胀痛感,甚至呼吸困难、喘促、出冷汗、烦躁乃至晕厥;②搏动感:自觉心悸,按压后舒适;或患者全身出现搏动感或感觉到明显的脐腹部的跳动感,甚至晕厥。此外,颈动脉的搏动感,也可以看作是气上冲。循环系统许多疾病如心肌病、心脏瓣膜病、心功能不全、心律不齐、低血压、心力衰竭以及消化道疾病等均可以出现气上冲样的综合征。

桂枝证与出汗相关:《伤寒论》中经常有"发汗后""发汗过多"等说法,桂枝汤等也用于治疗"汗自出"(12)、"汗出,恶风"(13)、"自汗出,而不愈者"(54)、"阳明病,脉迟汗出多,微恶寒者"(234)。桂枝证的汗出,一为服用麻黄等发汗药物以后,汗出如洗,并伴有心悸、烦躁不安、乏力等;一为自动出汗,即天气并不热,也未服用发汗药物,但尚微微汗出,而汗出又恶风畏寒、关节疼痛、烦躁不安等。前者可用桂枝甘草汤,后者则用桂枝汤。由于误用麻黄常导致心悸、汗多厥逆,所以,配伍桂枝以防止汗多亡阳,是张仲景的用药原则,可见于大青龙汤、麻黄汤、葛根汤等。

气上冲与惊恐相关:这种惊恐,多伴有冷汗淋漓、心悸、入夜多梦或多噩梦,男子易出现性梦、早泄等,女子多为梦交、带下淋漓等。张仲景常用桂枝加龙骨牡蛎汤或用桂枝甘草龙骨牡蛎汤。

气上冲还多与腹痛相关:腹痛呈阵发性,也伴有多汗、心悸等,患者多消瘦、腹壁薄而无力,但按之表皮较硬,所谓"腹中急痛"(100)。张仲景常用桂枝加桂汤或桂枝加芍药汤、小建中汤等。

桂枝证的脉象,张仲景没有明确,其类方中因配合的不同,其脉或浮,或沉迟,或浮虚,或结代,或芤动,但不见滑、数、促、疾等脉。所以,推断桂枝证的脉象以虚缓为多见。所谓虚,指脉无力;所谓缓,指但脉不数,有时相反较慢。

桂枝证的舌象,张仲景未提及,根据临床经验,桂枝证多见舌质淡红或暗淡,舌体较柔软,舌面湿润,舌苔薄白,被称为"桂枝舌"。舌红而坚老者,或舌苔厚腻焦黄者,或舌质红绛无苔者,则桂枝一般不宜使用。

使用桂枝,配伍极为关键。桂枝、甘草是平冲定悸的主药,但配伍不同,主治也不同。桂枝、甘草、茯苓治动悸,桂枝、甘草、龙骨、牡蛎治惊悸,桂枝、甘草、人参、麦冬治虚悸,桂枝、甘草、五味子治咳逆而悸。同样是治疗自汗,桂枝汤治脉弱自汗,桂枝加附子汤治身痛自汗,桂枝加黄芪汤治身肿自汗。同样是治疗疼痛,桂枝、附子、甘草治疗的是汗出恶寒骨节痛,桂枝、芍药、黄芪治疗的是汗出身肿不仁痛,桂枝、芍药、甘草、饴糖治疗的是虚劳里急腹中痛。再有,桂枝、甘草配麻黄,则无大汗亡阳之忧,桂枝、甘草配柴胡,则有发汗透邪之功。桂枝、大黄、桃仁活血,用于少腹急结、月经不利者,桂枝、甘草、人参、麦冬、阿胶理虚,用于虚羸短气、脉结欲绝者。

张仲景使用桂枝有三个剂量段,大剂量(5两)治疗心悸动、奔豚气等;中等剂量(3~4两)治疗腹痛或身体痛;小剂量(2两)多配伍麻黄治疗身体痛、无汗而喘等。所以，桂枝用于心脏病，必须量大，可用 12～15g，甚至达 30g。

二、茯苓证

茯苓为多孔科植物茯苓的干燥菌核，产地颇广，以云南所产者质量较佳，视为道地药材，称为云茯苓。《神农本草经》谓茯苓"主胸胁逆气，忧恚惊邪恐悸，心下结痛，寒热烦满，咳逆，口焦舌干，利小便"。

茯苓主治眩悸、口渴而小便不利者。眩，其义有二，一为眩晕，指患者出现旋转感、上下或左右晃动感、倾斜感、地动感、如坐舟中感等，多伴有恶心呕吐；一为幻觉，因眩古时候又读作"huàn"，通"幻"，所以目眩还有视物怪异感、恐怖感、恍惚感等，多伴有惊悸、多噩梦等。悸，指跳动，如心慌、心悸、脐腹动悸、肌肉跳动等。眩悸者，常常伴有心神不安、多梦易惊、恍惚健忘等精神症状。

茯苓尚治口渴及小便不利。其渴感并不严重，唯口内少津而思饮，虽饮而不多，多饮则觉得胸腹胀满而短气，或口渴与呕吐并见。所谓小便不利，即小便的量、排尿次数等发生异常，如小便量少、尿次减少或小便不畅，出现尿痛、尿急等症状，并可伴有浮肿。小便次数不多且量少，同时大便多溏薄或如水样，或虽便秘而先干后溏。患者常见浮肿，或浮肿貌。

使用茯苓，可不问体形胖瘦，但须察舌。其人舌体多胖大，边有齿痕，舌面较湿润，被称为"茯苓舌"，胖人舌体大，固然多茯苓证，瘦人见舌体胖大者，茯苓证更多见。其舌有齿痕，舌体胖大伴有浮肿、腹泻者多为五苓散证、苓桂术甘汤证；舌体瘦小而有齿痕，伴有腹胀、失眠、咽喉异物感者，多为半夏厚朴汤证。

茯苓证与白术证有颇多相似之处，故张仲景使用茯苓多与白术同用。两者的不同之处在于白术重在治渴，而茯苓重在治悸。故前人称白术能健脾生津，而茯苓则能安神利水。

张仲景使用茯苓多入复方。配半夏治眩悸，配白术治疗口渴，配猪苓、泽泻治疗小便不利，配桂枝、甘草治疗脐下悸。张仲景使用茯苓，汤剂量较大，尤其是用于悸、口渴吐水以及四肢肿等，如茯苓桂枝甘草大枣汤用至半斤,茯苓泽泻汤也用至半斤,防己茯苓汤则用至6两。而用于散剂,则用量甚小。

三、芍药证

芍药为毛茛科植物川赤芍、芍药、草芍药的根。白芍药以产于浙江杭州以及东阳、磐安、缙云等地者品质最优,前者称杭白芍,后者称东白芍。赤芍药产地较多,大多以内蒙古察哈尔盟、昭乌达盟、哲里木盟所产者品质最优,统称西赤芍。《神农本草经》谓芍药"主邪气腹痛,除血痹,破坚积,寒热疝瘕,止痛,利小便,益气"。

芍药主治挛急,尤以脚挛急、腹中急痛、身疼痛为多。脚挛急,是张仲景明确的芍药证。《伤寒论》中芍药甘草汤是治疗脚挛急的专方。《朱氏集验方》称芍药甘草汤为去杖汤,用以治疗脚弱无力、行走困难。所谓的脚挛急,其表现为小腿屈伸不利或经常出现下肢肌肉痉挛,特别是腓肠肌痉挛。患者常诉说下肢肌肉疼痛,步履困难。考虑到这一特征,又被称为"芍药足"。伴有脚挛急的疾病,都可以考虑使用芍药,如肝硬化、糖尿病、支气管痉挛等患者,见经常脚挛急者,配合芍药甘草汤常能提高疗效。

其急痛,是指疼痛呈痉挛性,有紧缩感,并有阵发性的特点,即张仲景所谓的"时痛"。胃痉挛、肠痉挛、腓肠肌痉挛、脏器平滑肌痉挛、躯干骨骼肌等导致的疼痛,均属于芍药证。腹中急痛,为腹痛呈痉挛性、阵发性,其部位有在上腹部者,有脐周者,也有下腹部者,或腹痛连及腰背者,或腹痛连及阴部者。另外,膈肌痉挛、尿道括约肌痉挛、阴道痉挛、面肌痉挛、支气管痉挛等虽没有明显的疼痛,但也可以考虑使用芍药,也就是利用芍药"缓急"的功效。

身疼痛,多为腰背酸痛、四肢疼痛,严重的可以导致步履困难,如坐骨神经痛也表现为痉挛性。

芍药兼治便秘,腹急痛伴有大便秘结如栗状者,最为适宜。临床经验表明,芍药量至30g以上,就有通大便的作用。《伤寒论》第280条有"其人续自便利,设当行大黄芍药者,宜减之",可反证芍药这一作用。芍药通便,多与大黄并用。

芍药证多见于一种痉挛性体质,患者易于腹痛,易于便秘,易于肌肉痉挛。其体形胖瘦皆有,但多肌肉坚紧,尤其是腹壁肌肉比较紧张,日本人吉益东洞提出了"腹皮挛急,按之不弛"的腹证,可以参考。临床上若见肌肉松柔者,大便不成形、日行多次而无腹痛者,应慎用芍药。

芍药配甘草,是缓急止痛的基本方。加枳实,可治腹痛而便秘者,是胃肠动力剂;加黄芩,可治腹痛而腹泻者,并能用于便血、痛经,是清热止痛剂;加桂枝或肉桂,可治中虚腹痛,其人动悸而脉弱;加附子,可治阳微身痛,其人恶寒而脉沉;芍药配白术、茯苓,是利水剂;如月经不调配当归、川芎;如腹水、全身浮肿配附子、干姜。

张仲景使用芍药有两个剂量段:以腹中急痛为主证的,芍药要加大量,4~6两。如果配合附子或黄芩、桂枝,或配合黄芪、桂枝,则不必大量,2~3两即可。

张仲景时代芍药不分赤白,宋代以后芍药有白芍药与赤芍药之分。根据传统用药习惯,痉挛性疾病用白芍药较多;如果舌质暗紫,或血液黏稠者,或为血管疾病者,使用赤芍药比较多。

四、牡丹皮证

牡丹皮为毛茛科植物牡丹的根皮。牡丹皮以条状皮厚、粉性较足者为佳,安徽铜陵凤凰山所产者品质最佳,奉为道地药材,称为凤丹皮。《神农本草经》谓牡丹皮"治寒热,中风瘛疭,痉惊痫邪气,除癥坚,瘀血留舍肠胃,安五脏,疗痈疮"。

牡丹皮主治少腹痛而出血者。少腹部按之较硬且疼痛,其出血多为下部出血,如便血、尿血,尤其与妇人的月经有关,或崩中,或漏下。出血多与少腹痛相关。如出血而少腹不痛者,则有黄土汤、胶艾汤等,多用阿胶、地黄;而少腹痛而无出血者,则又有他药,如芍药、枳实、当归等。适用牡丹皮剂者,大多羸瘦而肤色暗红,其舌质多暗红坚老,少腹经常疼痛,女性则多月经不畅,多血块、少腹痛。

五、桃仁证

桃仁为蔷薇科植物桃或山桃的种仁。《神农本草经》谓桃仁"主瘀血,血闭瘕,邪气,杀小虫"。

桃仁主治肌肤甲错。所谓肌肤甲错,指皮肤干燥、粗糙、脱屑如有鳞甲,或增厚、色素沉着。肌肤甲错者,大多形体羸瘦、面色暗黑,尤其是两目眶发黑发青,口唇多暗紫,舌质暗红坚老,并且多伴情绪不安定或狂乱、少腹疼痛、月经不调、大便干结等。

小便自利与否,是鉴别桃仁证的指征之一。小便不利者,多属白术证、茯苓证、泽泻证,其舌多体胖而淡红,其形体多浮肿貌,与桃仁证显然不同。小便自利,为体内无水,则其人必羸瘦。

桃仁证与杏仁证均有大便干燥,但杏仁疗喘,多配麻黄治脉浮气喘便秘;而桃仁治狂,多配大黄治脉沉发狂便秘,此为区别。桃仁与人参、麦冬、甘草等均用于羸瘦之人,但桃仁证的皮肤干燥粗糙如鱼鳞,口唇暗红;而后者的皮肤干枯而无油光,口唇淡红而无华。

桃仁多配伍其他药物同用,如少腹痞满疼痛、肌肤甲错者,配大黄、芒硝、土鳖虫;肌肤甲错、咳嗽胸满者,配苇茎、薏苡仁、瓜瓣;妇人月经紊乱、腹中有癥块,配桂枝、芍药、牡丹皮、茯苓。

第二节　主要药物作用机制

一、桂枝

桂枝作为临床常用药物,入药历史悠久。《神农本草经》记载:"味辛温,主上气咳逆,结气喉痹吐吸,利关节,补中益气。"从该段文字记载可知桂枝具有降气、利关节、补中益气之功。《神农本草经》将其列为上品，以其可强身保健，为诸药先聘通使，曰："主百病，养精神，和颜色，为诸药先聘通使。久服轻身不老，面生光华，媚好常如童子。"足可见桂枝应用之广泛。

"桂枝"二字首见于东汉时期《伤寒杂病论》，在本书中桂枝的使用频次较高，并随配伍的不同，功效亦不相同。桂枝汤是治疗风寒束表、营卫不和所致的表虚证，方中桂枝透营达卫、解肌发表，与芍药配伍调和营卫。五苓散中与茯苓配伍，体现了卓越的化气行水之功。桂枝附子汤、甘草附子汤、桂枝芍药知母汤三方是治疗风湿痹痛的有效方剂，方中用桂枝温经通络、散寒止痛。治疗心悸病证的名方炙甘草汤中，桂枝配生姜、清酒通阳以利血脉，可滋阴而无滞结之患。桂枝茯苓丸是张仲景专为治疗妇人癥瘕、腹痛下血所设，方中桂枝辛温行散温通血脉。桂枝加桂汤是治疗阳虚寒邪上逆致发奔豚之方，方中加重桂枝用量，平冲降逆，为治冲逆的要药。由以上诸方可见，通过与不同药物配伍，桂枝的辛、散、温、通作用发挥得淋漓尽致，不愧为"诸药先聘通使"。

隋唐时期，本草学和方剂学得到迅速发展，桂枝的功效在前人应用的基础上有了新的补充。《新修本草》曰："桂，味甘、辛，大热，有毒。利肝肺气，心腹寒热。"此时，桂枝的性味在辛的基础上增加了甘味，由温性变成了大热。又云"虚而多冷加桂心、吴茱萸、附子、乌头"，把桂枝归类于吴茱萸、附子等大热的药物之类，可见当时桂枝和肉桂是同一药物，治疗应用偏重于性热温补之效。《千金要方》提出了服用桂枝的禁忌："桂心忌生葱、生菜。"

集唐以前医药文献的专著《千金要方》中有桂的方剂，大多用的"桂心"二字，当时桂枝、桂心、肉桂为同一药物的不同名称。孙思邈在治"内热"时大量应用桂枝，突破了张仲景"有表证"的应用范畴，如葛根龙胆汤，用来治疗"伤寒三四日，不瘥，身体烦毒而热"。"诸风"篇中，桂枝用于中风偏瘫的方剂中，通过药物配伍，使其发挥祛风邪、通经络、利关节之效，如小续命汤，此方由桂枝、麻黄、川芎等药组成。"风毒脚气"篇中风引汤、内补石斛秦艽散等方中加桂枝，取其发散肌肤水气、通行经脉气血之意。《外台秘要》将桂枝广泛应用于温热病中，多与寒凉药配伍，舍其温热之性，取其通经脉、透营发表之功。

从这一历史时期的本草学、方书的记载、应用经验中可以窥见这一时期桂枝的应用重点在解表、祛风通络、温阳补肾等。

宋金元时期,中医药学得到进一步充实和完善,桂枝的功效也有了新的补充。此时,桂枝的性味、归经已经很明确了,功效也更加明了。《主治秘要》云:"性温,味辛(甘),气味俱薄,体轻而上行,浮而升,阳也。其用有四:治伤风头痛一也。开腠理二也。解表三也。去皮肤风湿四也。"新增了桂枝去皮肤风湿之效。《宝庆本草折衷》曰:"治伤寒表虚,取其轻而能发散,亦宜入治上焦药。"《汤液本草》中,"入足太阳经""轻薄者,宜入治眼目发散药",明确指出桂枝归太阳经,且味薄上行,治伤寒表虚,为入治上焦药。《太平惠民和剂局方》中含桂枝方剂 73 首,其中桂枝、肉桂、桂心通用,广泛用于"治诸风"剂中,如牛黄清心丸、灵宝丹等,取其温扶阳气、疏风祛邪之功。在外感温热病、暑热、时行疫病等病证治疗中也大量应用了桂枝。如治疗时行疫病的林檎散,通过配伍麻黄、苍术等药物,发挥其温阳扶正的作用。随着寒凉学派的兴起和"伤寒易于热化"理论的提出,桂枝在外感病的治疗中使用减少,减弱了解肌发表之功,而着重于温阳补虚之效。在"诸虚"痼冷"妇人诸疾"的方剂中大多含有桂枝,如十全大补汤、人参当归散、高良姜散等,多是发挥桂枝的温阳补虚之功。

由此可见,桂枝除治表证外,更侧重于温中补虚之效,大大扩展了桂枝的使用范围。

明朝时期,医药学家李时珍全面地总结了桂枝的功效,对桂枝的应用又提出了新的见解,《本草纲目》云:"治风僻失音喉痹,阳虚失血,内托痈疽痘疮,能引血化汗、化脓,解蛇蝮毒。"指出桂枝具有托毒化脓、解蛇蝮毒的功效。《本草备要》言其"能利肺气""胁风属肝,桂能平肝",提示桂枝既能利肺气,又能利肝气。《本草求真》云:"胁风本属于肝,凡治胁风之症,当用桂枝入肝以平。"把桂枝归为肝经,可调肝平风。《温病条辨》中桂枝用法即遵仲景之法,又有新的发挥。"盖温病忌汗,最喜解肌,桂枝本为解肌,且芳香化浊……"指出桂枝有解肌化浊的功效。五苓散加防己桂枝薏苡仁汤中注有"故于五苓和霍乱之中,加桂枝温筋",提出桂枝用于霍乱转筋,具有温筋之效。白虎加桂枝汤治疗上焦温疟,用桂枝引邪外出,谓其"得热因热用之妙"。清代《医学衷中参西录》曰"逆气上逆者多由于肝""其能降逆者,以其味辛,且华于秋,得金气而善平肝木。凡逆气之源于肝而上逆者,桂枝皆能降之",充分论述了桂枝利肝肺气、降逆气、散邪气之功。小青龙汤加减方中,喘重者去麻黄加杏仁而不去桂枝,意在发挥桂枝降气定喘的作用,并说:"《本经》论牡桂,开端先言其主咳逆上气,似又以能降逆气为桂枝之特长。诸家本草鲜有言其能降逆气者,是用桂枝而弃其所长也。"

由上述文献的记载可以看出,桂枝既可内托痈疽痘疮、引血化汗化脓、解蛇蝮毒,又有平喘、芳香化浊、温筋、引邪外出的功效,而利肝肺气这一功效在明清时期有了更广泛应用。

二、茯苓

茯苓,始载于《五十二病方》,写作"服零",用于治疗"干骚(瘙)",茯苓的名称最早见于《神农本草经》,被列为上品。

东汉《伤寒杂病论》中有"茯苓桂枝白术甘草汤""五苓散"等方中用茯苓,而没有茯神入药的记载。东汉《华氏中藏经》卷六首次记载了以茯苓皮入药的"五皮散"。

魏晋时期的《吴普本草》中延续了《神农本草经》的记载,可见早期茯苓一般以整体入药,直至东晋时才有了茯苓和茯神之分,如《肘后备急方》中有多个方剂用茯苓,而"治卒得惊邪恍惚心昏鄙丑方"等方剂中用茯神;《经方小品》中的"温中当归汤""流水汤""人参汤"等多个方中用茯苓,"薰草汤"中用茯神。

至南北朝,梁代陶弘景的《本草经集注》对茯神作了详细的阐述,并肯定了茯神的药用价值,"其有抱根者,名茯神……《仙方》惟云茯苓而无茯神,为疗既同,用之亦应无嫌",又云"外皮黑细皱,内坚白,形如鸟兽龟鳖者良……白色者补,赤色者利,世用甚多",这是对白茯苓、赤茯苓的最早记载,也初步说明了白茯苓、赤茯苓在功效上的差别。陶弘景在整理《名医别录》时根据茯神与茯苓功效的差异而将二者分列为两药。

唐代的《新修本草》延续了《本草经集注》的记载,《备急千金要方》云

"凡茯苓、芍药,补药须白者,泻药唯赤者",进一步说明了白茯苓、赤茯苓功效上的差异。其中收载的如:"七子散"用茯苓,"五香散"用白茯苓,"褚澄汉防己煮散"用赤茯苓,"地黄煎"用茯神;在《千金翼方》中收载的如:"荡胞汤用茯苓","茯神汤"用茯神、茯苓,"耆婆大士治人五脏六腑内万病及补益长年不老方"用白茯苓。此外,《药性论》云:"能开胃,止呕逆,差安心神,主肺痿痰壅,治小儿惊痫,疗心腹胀满,妇人热淋。赤者破结气。"茯神"主惊痫,安神安志,补劳乏,主心下急痛坚满,人虚而小肠不利,加而用之",还首次记载了后世所称"茯神木"的功效"其心名黄松节,偏治中偏风,口面邪,毒风筋挛,不语,心神惊掣,虚而健忘"。可见在唐代,人们对白茯苓、赤茯苓、茯神、茯神木功效差别有所认识,在用药时已经有所区分。

至宋代,《开宝本草》《图经本草》中明确记载了茯苓"肉有赤、白二种"。在《太平圣惠方》中收载了多个用茯苓类药材的方剂。如卷第三中,"补肝白茯苓散"方中用白茯苓,"泻肝前胡散"方中用赤茯苓,"麦门冬散"方中用茯神。《太平惠民和剂局方》中白茯苓、赤茯苓、茯神、茯苓皮也都被应用,如五苓散方中用赤茯苓,而汉代《伤寒杂病论》中的五苓散方中用茯苓,反映了人们对赤茯苓功效的认识有所加深。在《嘉祐本草》《大观本草》中,茯神都是茯苓项下的附药,并未单列,在《绍兴本草》中,茯苓、茯神已分列为两药。《宝庆本草折衷》不但收录了白茯苓,还新分列赤茯苓、茯神两药,其中茯神的功效为行水、益心脾,同时附有茯苓的中心木梗(黄松节,松节黄),对其功效的认识进一步明确。在《三因极——病证方论》中首次收载了以茯神中心木入药的方剂——松节散。

金代张元素认为茯苓"医言赤泻白补,上古无此说",其弟子李杲总结了茯神、白茯苓、赤茯苓的功效主治,云"茯神宁心益智,除惊悸之痾。白茯苓补虚劳,多在心脾之有眚;赤茯苓破结血,独利水道以无毒",同时从法象药理的角度认为"白者入壬癸,赤者入丙丁"。这两种观点遭到了后世李时珍的反对,《本草纲目》云:"时珍则谓茯苓、茯神,只当云赤入血分,白入气分,各从其类,如牡丹、芍药之义,不当以丙丁、壬癸分也,若以丙丁、壬癸分,则白茯神不能治心病,赤茯苓不能入膀胱矣。张元素不分赤白之说,于理欠通。"元代的《汤液本草》进一步阐明了白茯苓、赤茯苓的归经:"白者入手太阴经,足太阳经,少阳经;赤者入足太阴经,手太阳经,少阴经。"

至明代,《本草集要》在陶弘景"白色者补,赤色者利"的基础上又云"赤者破结气,如小便多及汗多、阴虚者不宜服"。《本草蒙筌》则对茯苓类药材的归经、功效进行了归纳,云"赤茯苓入心脾小肠,属巳丙丁,泻利专主;白茯苓入膀胱肺肾,属辛壬癸,补益兼能",茯神"志理心经,善补心气。止恍惚惊悸,除恚怒健忘。心木名黄松节载经,偏风致口僻治验"。李时珍在《本草纲目》中收载了茯苓皮,更加明确其主治"水肿肤胀,开水道,开腠理"。《神农本草经疏》对比了白茯苓、赤茯苓的功效,茯苓与茯神的功效,云"白者入气分,赤者入血分,补心益脾,白优于赤,通利小肠,专除湿热,赤亦胜白""茯苓入脾肾之用多,茯神入心之用多"。

清代的医家多引述前人文献,较少创新,但《本草述》中对比了茯神和茯苓安神补心的功效,言:"茯神茯苓俱补心。然亦有少异者。茯苓……而安神为最……茯神固亦导气故补心气似较茯苓为专而安神当逊于苓也。"《本草求原》阐述了其发挥功效的机制,云茯苓"白者入肺脾兼心气分,主补阴,赤者入心胃小肠膀胱血分,主泻血分湿热,破结气,利窍行水",茯神"降肺阴入心生血,故补心血,安神更胜"。

三、牡丹皮

牡丹皮最早以"牡丹"收载于《神农本草经》,又名"鼠姑""鹿韭",列为中品,《唐本草》又曰"百两金"。《本草纲目》云"木芍药,花王"。李时珍曰:"牡丹以色丹者为上,虽结子而根上生苗,故谓之牡丹。唐人谓之木芍药,以其花似芍药,而宿干似木也。群花品中,以牡丹第一,芍药第二,故世谓牡丹为花王,芍药为花相。"《滇南本草》又名"富贵花"。《广群芳谱》曰:"洛阳花,天香国色。"古本草中牡丹皮大多以"牡丹"之名记载,直到近现代本草资料始改为牡丹皮,又名丹皮。其现代商品名有:原丹皮、细丹皮、骨丹皮、刮丹皮、凤丹皮、湖丹皮(湖南产)和东丹皮(山东产)等。牡丹皮的地区习惯用药名有多种,如川丹皮来源于四川牡丹,西丹皮(西北丹皮)来源于紫斑牡丹,西昌丹皮来源于滇牡丹,此外还有黄牡丹皮和山牡丹皮等。综上可知,牡丹皮最早记载于《神农本草经》，记为牡丹。古本草中又有鼠姑、鹿韭、百两金、木芍药、花王、富贵花、洛阳花和天香国色等名称。古文献中"牡丹"既指植物名，又指中药名（牡丹皮）。近现代资料中始改为"牡丹皮"，又称"丹皮"。

产地：《名医别录》曰："牡丹生巴郡山谷及汉中，二月、八月采根，阴干。"巴郡即今重庆市北嘉陵江北岸，汉中即今陕西汉中市。弘景曰："今东间亦有，色赤者为好。"《本草纲目》载："生汉中。剑南。苗似羊桃，夏生白花，秋实圆绿，冬实赤色，凌冬不凋。根似芍药，肉白皮丹。土人谓之百两金，长安谓之吴牡丹者，是真也。"炳曰："今出合州者佳，和州、宣州者并良。白者补，赤者利。"剑南即今四川成都市，炳即萧炳，合州即今四川合川，和州即今安徽和县，宣州即今安徽宣城。《得配本草》曰："川生者，内外俱紫，治肝之有余。亳州生者，外紫内白，治肝之不足。胃虚者，酒拌蒸。实热者，生用。"《新版国家药典中药彩色图集》注："牡丹皮分布于河南、安徽和山东等地，以安徽凤凰山等地的质量最佳。"安徽名产凤丹皮，主要以安徽铜陵凤凰山产品而闻名。唐《四声本草》中记载的牡丹，当为本种。《陕甘宁青中草药选》注："生于向阳及土壤肥沃处。陕、甘、宁、青均有栽培，也有野生。"《历代本草药性汇解》注："牡丹皮为清热凉血药，主产于山东、河南、安徽、河北、陕西、湖北和四川等地。"《现代实用中药学》注："主产于安徽和山东等地，秋季采收，晒干，生用或炒用。"综上可知，古代牡丹主要于今四川、陕西、安徽和重庆等地。现代牡丹产地主要有山东、河南、安徽、四川、陕西、甘肃、河北和湖北等地。因此，牡丹的产地古今基本一致，但产地范围有所扩大。

药性：《唐·新修本草》曰："牡丹味辛、苦，寒、微寒，无毒。主寒热，中风，瘛疭，惊痫，邪气，除癥坚瘀血留舍肠胃，安五脏，疗痈疮。"《本草纲目》曰："气味：辛，寒，无毒。"《汤液本草》引云："气寒，味苦辛。阴中微阳。辛苦微寒，无毒。"《本草衍义补遗》曰："苦辛，阴中寒阳，厥阴足少阴之药，治肠胃积血，及衄血、吐血之要药，及治无汗骨蒸。"《本草纲目》云："牡丹皮治手、足少阴、厥阴四经血分伏火。盖伏火即阴火也，阴火即相火也。古方惟以此治相火，故仲景肾气丸用之……赤花者利，白花者补，人亦罕悟，宜分别之。"《本草经疏》载："牡丹皮禀季春之气，而兼得乎木之性，阴中微阳，其味苦而微辛,其气寒而无毒,其色赤而象火,故入手少阴、厥阴、足厥阴,亦入足少阴经。辛以散结聚,苦寒除血热,入血分凉血热之要药也。"2010 版《药典》载:"牡丹皮:味苦、辛,微寒。归心、肝、肾经。"综上可知,古本草记载的牡丹皮药性与现代文献基本一致,其味苦、辛,微寒,为较好的清热凉血药。

功能与主治:《神农本草经》云,"治寒热,中风,瘛疭,痉惊痫,邪气,除癥坚,瘀血留舍肠胃,安五脏,疗痈疮。"《新修本草》曰:"除时气头痛,客热五劳,劳气头腰痛,风噤癫疾。"《名医别录》载:"久服轻身,益寿耐老。"《本草纲目》曰:"治冷气,散诸痛,女子经脉不通,血沥腰痛。"《汤液本草》记载:"牡丹皮,手厥阴,足少阴,治无骨汗蒸。"《本草求真》云:"时珍曰:伏火即阴火也,阴火即相火也。相火炽则血必枯、必燥、必滞,与火上浮而见为吐、为衄。虚损与风、与痰、与火相抟,而见五痨惊痫瘈疭。瘀结而见疮疡痈毒、产难,并无汗骨蒸。用此不特味辛而散血中之实热,则有凉相火之神功。世人专以黄柏治相火,而不知丹皮之功更胜……张元素曰:丹皮治无汗之骨蒸,地骨皮治有汗之骨蒸。"《日华子本草》曰:"除邪气,悦色,通关膝血脉,排脓,通月经,消扑损瘀血,续筋骨,除风痹,落胎下胞,产后一切女人冷热血气。"《药类法象》载:"治肠胃积血,及衄血、吐血之要药。"《雷公炮制药性解》云:"牡丹皮,味辛苦,性微温,无毒,入肝经。治一切冷热气血凝滞,吐衄血瘀积血,跌扑伤血,产后恶血。通月经,除风痹,催产难。"《药鉴》曰:"气寒,味苦辛,阴中微阳也,无毒。凉骨蒸灵丹,止吐衄神方。惟其苦也,故除癥坚瘀血留舍于肠胃之中。惟其辛也,故散冷热血气收作于生产之后。月水欠匀者,服之即调。风痫时搐者,用之可定。痈疽用之,消肿住痛。痘家用之,行血排脓。清胃汤中止牙疼,快斑饮内散血热,何也?为其养真血而攻坏血,固真气而行结气耳。"牡丹䗪虫散可治疗因伤损血瘀不散者,配方如下:取牡丹皮八分,合䗪虫二十一枚,熬过同捣筛,每日温酒和散,方寸匕服,当血化为水下。牡丹皮功专凉血散瘀,且具有凉血而不留瘀、活血而不妄行的特点。《现代实用中药学》注:"温热病高热、发斑发疹、吐血衄血:常用生地、赤芍、茅根、侧柏叶等同用。热伏阴分、夜热早凉、骨蒸无汗:常用青蒿、鳖甲等配伍,如青蒿鳖甲汤。血滞经闭、跌扑伤痛,常配伍当归、赤芍、红花、桃仁。痈疡肿毒、肠痈腹痛,多以金银花、连翘、蒲公英等。"

综上所述,古文献记载的牡丹皮功能与主治与现代记载基本一致,具有清热凉血和活血化瘀之功效,主治热入营血、温毒发斑、夜热早凉、吐血衄血、无汗骨蒸、经闭痛经、痈肿疮毒和跌仆伤痛等。

四、芍药

"芍药"一名,最早见载于《诗经·郑风》:"维士与女,伊其相谑,赠之以勺药。"长沙马王堆汉墓出土的《五十二病方》是始载芍药入药的最早文献,现存最早的药学专著《神农本草经》将芍药列为中品,谓"气味味苦,平,有小毒。治邪气腹痛,除血痹,破坚积,寒热,疝瘕,止痛,利小便,益气"。虽赤芍、白芍混用,但记载了芍药的性能功效。医圣张仲景《伤寒杂病论》配伍运用芍药的方剂多达54首,其中以芍药见于方名者有8首,使用范围广泛,阴证阳证、表证里证、寒证热证、虚证实证均可用及芍药,如治疗太阳中风的桂枝汤,外寒引动内饮、发为喘咳的小青龙汤,治疗营阴不足导致"脚挛急"的芍药甘草汤,调和肝脾的四逆散,治下利的"祖剂"黄芩汤,温阳利水的真武汤,治腹痛的小建中汤、当归芍药散,治疗手足逆冷的当归四逆汤,血痹"但臂不遂"的黄芪桂枝五物汤,活血消癥的桂枝茯苓丸等,主要体现了芍药益阴和营、养血通脉、敛阴止汗、缓急止痛、利水、清热、和血的功效,常分别配伍桂枝、当归、黄芪、甘草、茯苓、柴胡、麻黄等使用。

至魏晋南北朝时期,梁代陶弘景《本草经集注》载"芍药,今出白山、蒋山、茅山最好,白而长尺许。余处亦有而多赤,赤者小利",又云"白芍,其花莼白,大而美丽,根亦白色,故名",最早明确提出了赤芍、白芍之名,但在性能、功效上未能将二者分开。《名医别录》载芍药的别名有"犁食""白术""余容""铤",该书不仅记载了魏晋以前诸医所论有关芍药的内容,而且还最先记载了芍药的药用部位、采收时间及加工方法,曰芍药"生于岳川谷及丘陵。二月、八月采根,曝干",对效用记载也较详细,"主通顺血脉,缓中,散恶血,逐贼血,去水气,利膀胱、大小肠,消痈肿。时行寒热,中恶,腹痛,腰痛",这些作用归纳起来主要为活血化瘀,说明当时芍药的活血功效得到很好的发挥。我国第一部炮制专著《雷公炮炙论》记载了蜜水拌蒸白芍的方法,为后世芍药的炮制运用奠定了基础。

唐朝除进一步肯定了芍药活血化瘀的功用外,对其滋阴清热、缓急止痛、养血止血的功效有了初步论述及运用,还提示了芍药止血当炒用的炮制理念。如甄权认为芍药"治脏腑壅气,强五脏,补肾气,治时疾骨热,妇人血闭不通,能蚀脓"。《千金方》载芍药汤,用白芍、干地黄、牡蛎,肉桂治产后虚热、头痛、腹中拘急疼痛。《贞元集要广利方》取白芍、干姜、炒令黄、共研细末,空腹温开水送服治妇女赤白带下、年月深久不瘥者。

宋代是我国历史上方药共荣发展的一个重要时期,各医家不仅充分认识到白芍与赤芍非同一药物,而且在临床上开始区别运用。王怀隐《太平圣惠方》将芍药分成了白芍和赤芍两种药物,其代表方有白芍药散治产后崩漏、淋漓不断、虚损黄瘦;赤芍药汤治赤痢多、腹痛不可忍等。此后的本草对白芍、赤芍的功效主治、加工炮制、分布栽培、临床运用等方面予以区别,并详尽记载。刘翰《开宝本草》明确指出"芍药有赤白两种,其花亦有赤白二色,赤者利小便下气,白者止痛散血"。苏颂《图经本草》对芍药的外观描述较为详细,提出白芍、赤芍的用法、加工有所不同,载"芍药有二种:救病用金芍药,色白多脂肉;其木芍药,色紫瘦多脉……凡采得,净洗去皮,以东流水煮百沸,阴干"。在具体运用方面,既有内服,又有外用,如《太平惠民和剂局方》设开胃丸,取白芍、麝香、人参、木香、煨莪术、白术、炒当归各15g,共研细末,和丸如绿豆大,每日1次,米饮送服,治小儿脏腑虚弱,感受风寒,腹痛胀满,肠鸣泄利。又载外用之汤泡散,取赤芍药、当归、黄连各等分,捣为细末,每用,极滚汤泡,趁热熏洗,冷却再温洗,治肝经不足,受客热,风壅上攻,眼目赤涩,睛痛睑烂,时行暴赤等。《日华子本草》云:"芍药治风、补劳,主女人一切病,并产前后诸疾,通月水,退热,除烦,益气,天行热疾,瘟瘴,惊狂,妇人血运,及肠风,泻血,痔瘘。发背,疮疥,头痛,明目,目赤努肉。赤色者多补气,白者治血。"《妇人大全良方》以乞力伽散白芍、白术、白茯苓、甘草、生姜、大枣治妇人血虚,肌热,小儿脾虚,蒸热羸瘦,不思饮食。治肠风下血用赤芍,瓦上烧存性,为末,温酒调下。《圣济总录》用赤芍、车前子、木通各等分,治胞转、小便不利等。这一时期,含芍药方剂的剂型也非常丰富,其中尤以内服的汤、散、丸剂为多。在用法上也日趋考究,如《太平圣惠方》的白芍药散要求用酒调服,《太平惠民和剂局方》的开胃丸用米饮送服等。上述内容提示宋代用白芍重在缓急止痛,活血养血,健脾和中之功。健脾和中常配人参、白术等;活血养血常配川芎、黄芪、当归;用赤芍则重在清热凉血,"利小便,下气";清热凉血常配黄连,利小便常配车前子、木通等,以及对剂型、用法的要求,大大丰富了芍药的功效主治,补前人之未及。

金元时期,对白芍、赤芍的功效差异有了进一步的了解,集中体现在认为白芍偏于养血益阴,赤芍偏于行血凉血,散血中瘀滞;白芍长于敛阴柔肝而平肝阳,兼能安脾,赤芍长于散邪而泻肝火。如张元素《医学启源》言白芍"泻肝,安脾肺,收胃气,止泻利,固腠理,和血脉,收阴气,敛逆气",且明确指出"白芍药,补中焦之药"。

而金代成无己在《注解伤寒论》中首次提出"芍药,白补而赤泻,白收而赤散也"。《珍珠囊》云"白补赤散,泻肝,补脾胃。酒浸行经,止中部腹痛"等。在配伍运用上,也颇具新意,如寒凉派代表刘完素创立治痢名方芍药汤,以芍药与当归、黄连、黄芩等相配,功能清热燥湿,调气和血,用于湿热壅滞肠中,气血失调,传导失职,症见下痢腹痛,大便脓血,里急后重,而无表证者,体现了"行血则便脓自愈"的学术思想。此外,这一时期还涉及了芍药的使用禁忌,如《本草衍义》谓"然血虚寒人禁此一物。古人有言:减芍药以避中寒。诚不可忽",提示运用芍药需以辨证准确为前提。

明代,对白芍、赤芍的释名、野外考察、功用等记载得更为详细,对芍药的配伍运用及炮制对功效的影响进行了总结。如《本草纲目》以花之颜色区别赤芍、白芍,"其品凡三十余种,有千叶、单叶、楼子之异。入药宜单叶之根,气味全浓。根之赤白,随花之色也"。在功效上,认为白芍长于补中、泻肝,赤芍长于活血、凉血、止痢,如《本草纲目》谓"白芍药益脾,能于土中泻木。赤芍药散邪,能行血中之滞"。《滇南本草》云赤芍可"泻脾火,降气行血,破瘀血,散血块,止腹痛,散血热,攻痈疽,治疥癞疮"。《景岳全书》则详述了赤芍、白芍的功效差异,并首次明确指出白芍有安胎作用,"味微苦微甘略酸,性颇寒。气薄于味,敛降多而升散少,阴也。有小毒。白者味甘,补性多。赤者味苦,泻性多。生者更凉,酒炒微平。其性沉阴,故入血分,补血热之虚,泻肝之火实,止热泻,消痈肿,利小便,除眼疼,退虚热,缓三消。诸证因于热而致者为宜,若脾气寒而痞满难化者忌用。止血虚之腹痛,敛血虚之发热。白者安胎热不宁,赤者能通经破血"。在配伍炮制方面,李时珍认为,"同白术补脾,同川芎泻肝,同人参补气,同当归补血,以酒炒补阴,同甘草止腹痛,同黄连止泻痢,同防风发痘疹,同姜枣温经散湿""今人多生用,惟避中寒者以酒炒,入女人血药以醋炒耳"。同时,这一时期白芍的应用更见广泛,内科、外科、妇科、儿科各科诸方均可伍用,如《古今医统大全》载白术芍药散炒白芍、炒白术、炒陈皮、防风泻肝补脾,治肝旺脾虚,肠鸣腹痛,大便泄泻,脉弦而缓,其中以白芍养血泻肝;《普济方》取赤芍药、熟地黄各一两,治妇人赤带下不止;《证治准绳》内脱散,用白芍与人参、黄芪、当归相伍,治疗小儿痘疮顶陷,根基不红或灰白色;《外科正宗》内消沃雪汤,用白芍配青皮、穿山甲、皂角刺等治发背、内痈、肛门脏毒初起不流脓、坚硬痛不可忍者。

清代,白芍除依然用于和营、调中、止痢外,其滋阴敛肝、养血调经的功效得到了充分发挥,常与柴胡、香附、当归、白术等相伍,在治疗肝病、妇科病的方剂中频繁使用。如《本草求真》言"白芍号为敛肝之液,收肝之气,而令气不妄行也"。《药品化义》言白芍"微苦能补阴,略酸能收敛,因酸走肝,暂用之生肝,肝性欲散恶敛,又取酸以抑肝,故谓白芍能补复能泻,专行血海,女人调经胎产,男子一切肝病,悉宜用之调和气血"。《神农本草经百种录》称白芍为"养肝之圣药也"。《傅青主女科》立开郁种玉汤,酒炒白芍、酒炒香附、酒炒牡丹皮、茯苓、酒炒当归、土炒白术、天花粉治疗肝郁气滞,月经不调,婚后不孕。《辨证录》立开郁至神汤,白芍、香附、人参、白术、当归、柴胡、炒栀子、茯苓、陈皮、甘草治肝胆气郁,胸胁胀满、脘腹胀闷等。温病学说在清代得到完善和发展,而白芍因其滋阴清热的功效得到温病学家的青睐,如《温病条辨》创人参泻心汤,用生白芍配黄连、黄芩、人参,治上焦湿热未清、里虚内陷之证。同样,赤芍在清代充分独立使用,在清热凉血、活血止痛方面大行其道。如《药品化义》云"赤芍,味苦能泻,带酸入肝,专泻肝火。盖肝藏血,用此清热凉血……以其性禀寒,能解热烦"。《本草求真》云:"赤芍与白芍主治略同,但白者有敛阴益营之力,赤则有散邪行血之意;白则能于土中泻木,赤则能于血中活滞。故凡腹痛坚积,血痕疝痹,经闭目赤,因于积热而成者,用此则能凉血逐瘀。"王清任创血府逐瘀汤,以赤芍与当归、川芎活血,再伍柴胡、枳壳行气,既行血分瘀滞,又解气分郁结,成为活血止痛的代表名方。《得配本草》是一部探讨中药配伍规律、功用等的专书,书中分赤芍、白芍,论述了芍药的配伍规律、炮制特点及使用禁忌等,谓白芍"得干姜,治年久赤白带下。得犀角,治衄血咯血。配香附、熟艾,治经水不止。配川芎,泻肝。配姜、枣,温经。配川连、黄芩,治泻痢。配甘草,止腹痛并治消渴引饮。(肝火泻,胃热解也。)炒柏叶,治崩中下血。佐人参,补气。佐白术,补脾。用桂枝煎酒浸炒,治四肢痘疮痒。(脾虚也。)研末酒服半钱,治痘胀痛""伐肝,生用。补肝,炒用。后重,生用。血溢,醋炒。补脾,酒炒。滋血,蜜炒。除寒,姜炒。多用,伐肝。少用,敛阴。(收少阴之精气。)""脾气虚寒,下痢纯血,产后,(恐伐生生之气。若少用亦可敛阴。)三者禁用"。言赤芍"得槟榔,治五淋。配香附,治血崩带下""血虚,疮溃无实热者,禁用""畏硝石、鳖甲、小蓟。恶石斛、芒硝。反藜芦"。清代刘若金的《本草述》亦分别对白芍、赤芍的功效及配伍运用作了详细阐述:白芍药"酒炒为君,佐以炙甘草,为健脾最胜之剂,能治血虚腹痛。同黄连、滑石、甘草、升麻、人参、莲肉、扁豆、红曲、干葛,治滞下如神。"因此,虽然清代未能留下鸿篇巨制的方书,但对芍药的论述及运用仍有若干特色和成就,显示了古代医家已认识到配伍环境、炮制等对芍药功效的发挥有着重要意义,并开始对其规律进行研究。

五、桃仁

从东汉至今,桃仁入药可谓历史悠久,且被众多医家广泛应用。现代中药学将其性能概括为:苦,甘,平。有小毒。归心、肝、大肠经。具有活血祛瘀,润肠通便,消痈排脓,止咳平喘的功效。

东汉时期,以《神农本草经》为代表的本草学积累了重要的药学成果,由此促进了复方配伍的提高与发展。张仲景在"方书之祖"《伤寒杂病论》中共有9首方配用了桃仁,如大黄牡丹汤、抵挡丸、桂枝茯苓丸、桃核承气汤等。张仲景9首方中都应用了桃仁活(破)血祛瘀的功效,而桃仁与他药的配伍也是多种多样的,如桃仁配水蛭、蛇虫、大黄等以治蓄血证,桃仁与桂枝、茯苓等配伍治疗妇人癥瘕、产后恶露停滞诸病症,从而也印证了《神农本草经》谓桃仁具有"治瘀血,血闭瘕,邪气"的功效,为后世医家治疗瘀血证的方剂配伍奠定了基础。另外,张仲景在大黄牡丹汤中以桃仁配伍大黄、牡丹皮、芒硝、冬瓜仁治疗肠痈初起症,亦开了桃仁消痈排脓功效应用之先河。

魏晋南北朝时期,由于长期分裂鼎峙,政权更替频繁,战乱不息,社会动荡。在此特殊的历史条件下,虽然也出现了一大批方书及本草著作,但多数都随战乱而失传。不过我们仍能在唐代王焘编著的《外台秘要》中找到当时桃仁配伍应用的一些论述。如《外台秘要》引自《经方小品》之槐皮膏,方中以桃仁配伍槐皮、白芍、赤小豆、当归,可清热化湿,消肿止痒,用于治疗痔疮。另有陶弘景在《名医别录》中记载桃仁"主咳逆上气,消心下坚,除卒暴击血,破癥瘕,通月水,止痛"。由此可以推断,当时的医家在继承东汉时期以桃仁治疗妇科癥瘕及瘀血不通的同时已经将桃仁用于咳嗽气逆之证,这无疑是桃仁配伍应用的又一发展。

隋唐两代,特别是唐代,政权稳定,社会经济长足进步,加之唐王朝对医药的重视,出现了方药共荣的局面。方书中尤以孙思邈的《备急千金要方》和王焘的《外台秘要》为代表。《备急千金要方》之芒硝汤以桃仁配伍芒硝、当归、赤芍等治疗妇人月水不通;桃仁汤则以桃仁、川芎、蒲黄、桂枝等相配伍,用于治疗瘀血内停,大小便不通之症。王焘的《外台秘要》中亦记载了不少配伍精当的方剂。如苇茎汤中桃仁配伍薏苡仁、芦根、冬瓜子,药虽四味,却能清肺化痰,逐瘀排脓,专治肺痈咳吐脓痰之症,疗效灵验,至今仍为众多医家广泛应用;而塞耳丸则仅有桃仁、巴豆两味药,却有活血通窍之功,可用于治疗耳鸣。

宋代方书众多,两大官修巨著《太平圣惠方》和《圣济总录》都录有诸多桃仁配伍应用的方剂,其中每有不乏新意者。《太平圣惠方》之硫黄丸,以桃仁配伍硫黄、木香等,温肠理气,润肠通便,用于治疗大肠积冷、大便结涩。这足以说明当时的医家已经认识到了桃仁润肠通便的功效,并开始加以广泛应用。《圣济总录》载赤茯苓汤一方,方中桃仁、赤茯苓、桂枝、半夏相配,化痰祛瘀,通阳宣痹,专治胸阳不宣、痰瘀内阻之胸痹。

随着金元四大家的出现，这一时期的方药临床应用又到了一个崭新的高度。惯用桃仁者，当推李东垣及朱丹溪。《兰室秘藏》中载有 12 首含桃仁的方剂，且多为润肠通便之方，李东垣在方中每每以桃仁与当归相配伍，桃仁得当归，活血之力乃强，当归配桃仁，润肠之功倍增，两药相得益彰，如此则血行而气行，肠润而便通。朱丹溪对桃仁的使用亦颇有见地，他在《本草衍义补遗》中对桃仁有如下评价："苦重于甘，阴中阳也。治大便血结、血秘、血燥，通润大便，破血不可无。《心》云：苦以泄滞血，甘以生新血，故凝血须用。又去血中之坚，及通月经。老人虚秘，与柏子仁、火麻仁、松子仁等分。"而朱丹溪在其《丹溪心法》中还颇为重视桃仁与理气药的配伍应用，可谓深悉"行气活血"之要。如橘核散中以桃仁与橘核、木香配伍，行气散寒，活血止痛，用于治疗寒气腹痛。在润肠丸中则以桃仁配枳壳以行气润肠通便。

方剂学和本草学的发展，从来都是相辅相成的。明代本草学的兴盛，同样促进了方剂学的巨大发展。李时珍在《本草纲目》中就载有附方 10 000 多首。这些内容，不但是方剂学的组成部分，而且加强了方药的有机结合。此间有医家龚廷贤，一人独撰《寿世保元》《万病回春》《鲁府禁方》三书。他在著作中记载了大量桃仁配伍应用的方剂。如《寿世保元·卷五》之桃灵丹以桃仁配五灵脂，药仅两味，却可活血止痛，治疗瘀血所致的心腹疼痛；而在《万病回春·卷三》之调和饮中，又以桃仁配伍白芍、当归、黄连、黄芩诸药，清热化湿，和血止痢，专治下痢日久者。这一时期桃仁配伍应用的又一发展乃是众多医家认识到桃仁尚有杀虫之功。缪希雍在《本草经疏》中就言桃仁："味苦而辛，故又能杀小虫也。"张介宾也在《景岳全书·卷五十一》载有杀虫攻积的猎虫丸，方以桃仁配伍槟榔、使君子、芜荑等，可治疗虫积胀痛之症。

及至清代，桃仁在治疗妇科疾病中得到了广泛应用。傅青主的《傅青主女科》、沈金鳌的《杂病源流犀烛》《妇科玉尺》等均记载了大量含有桃仁的妇科良方。而王清任则在其《医林改错》中另辟蹊径，在所创的补阳还五汤中以大剂量黄芪与小量桃仁、川芎、当归、地龙、赤芍、红花配伍，在黄芪桃红汤中又以大剂量黄芪与小量桃仁、红花相配伍，从而开补气活血通络治法之先河，用以治疗气虚血瘀证，疗效神验，一直为后世医家所称道。

第三节 功效与主治

用于瘀阻胞宫,胎癥互见,血不归经而溢于脉外所致漏下不止。主要临床表现为平素经行异常,闭经三月复又漏下暗黑色瘀血,脐上有跳动感,小腹有包块,质硬而刺痛拒按,舌质紫暗或边有瘀点等。素有癥积,瘀血内阻,血不归经,故漏下暗黑色瘀血;血瘀气滞,气逆攻冲于上,故脐上有跳动感,有似胎动;癥积久留,瘀血结而不散,阻滞气血,不通则痛,故小腹有包块,刺痛拒按。舌质紫暗,或有瘀点,为瘀血内停之征。

方中桂枝辛苦而温,温通血脉,以行瘀滞,盖血得温则行故也,是为君药;桃仁味苦甘平,活血祛瘀,助君药以化瘀消癥,以之为臣;牡丹皮、芍药味苦性微寒,活血散瘀,缓急止痛,且能凉血以退瘀热;茯苓甘淡平,健脾渗湿,盖瘀积日久,阻滞水道,易致水湿停聚,配用茯苓,意在血水同治,与牡丹皮、芍药共为佐药;丸以白蜜,甘缓而润,以缓破泄之力,是为使药。诸药合用,共奏活血化瘀、消癥止血之功。妇人前阴出血不止,却以活血化瘀之法治之,此乃《黄帝内经》"通因通用"反治法之具体运用,也是治病求本治则的体现。原方用法,"炼蜜为丸,如兔屎大,每日食前服一丸,不知,加至三丸",可见,本方用量宜轻,且应逐渐加量,意在缓消癥块。若用量过大,攻之过急,则易伤及胎元,并对出血不利。

第三章 源流与方论

第一节 源 流

桂枝茯苓丸体现了"有故无殒"和祛病安胎的思想,"有故无殒,亦无殒"出自《素问·六元正纪大论》:"黄帝问曰:妇人重身,毒之何如? 岐伯曰:有故无殒,亦无殒也……大积大聚,其可犯也,衰其太半而止,过者死。"其意为遇到大积大聚的病,非峻猛之药不足以去其邪,邪去则可以安其胎,虽用之亦无妨母体胎儿,但要掌握"衰其太半而止"的原则。然而在《素问》中,对于"有故无殒,亦无殒"的阐释只是限于理论,并没有给出具体的治疗范例。张仲景在妊娠篇中所载桂枝茯苓丸,在运用"有故无殒,亦无殒"的思想上首开先河,为后世医家做出了示范,突出了辨证论治的重要性,而其中的方药也成为后世医家治疗妊娠病的蓝本。

桂枝茯苓丸治疗妊娠合并癥病,方中桂枝温通血脉,合芍药和营调血脉,牡丹皮、桃仁化瘀消癥,茯苓健脾渗湿,炼蜜为丸,长期服用,并从小剂量开始,以缓攻其癥,以达到祛病不伤胎的目的。《金匮玉函要略辑义》中引用陈长卿《伤寒五法》云:"桂枝不伤胎,盖桂枝轻而薄,但能解发邪气而不伤血,故不堕胎。"《金匮要略论注》曰:"药用桂枝茯苓汤者,桂枝、芍药,一阴一阳,茯苓、丹皮,一气一血,调其寒温,扶其正气,桃仁以之破恶血、消癥癖,而不嫌伤胎血者,所谓有病者则病当之也……每服甚少而频,更巧,要知癥不碍胎,其结原微,故以渐磨之。"

第二节　古代医家方论

明·赵以德：宿有癥痼内结，及至血聚成胎而癥病发动，气淫于冲任，由是养胚之血不得停留，遂漏不止；癥痼下迫其胎，动于脐上，故曰癥痼害也。凡成胎妊者，一月血始聚，二月始胚，三月始胎，胎成始能动。今六月动者，前三月经水利时，胎（也）；下血者，未成也。后断三月，始胚以成，胎方能动，若血下不止，为癥乘故也，必当去其癥。《内经》曰：有故无殒，亦无殒也。癥去则胎安也。桂枝、桃仁、丹皮、芍药能去恶血，茯苓亦利腰脐间血，即是破血，然有散，有缓，有收，有渗。结者散以桂枝之辛；肝藏血，血蓄者肝急，缓以桃仁、丹皮之甘；阴气之发动者，收以芍药之酸；恶血既破，佐以茯苓之淡渗利而行之（《金匮玉函经二注》）。

明·徐彬：药用桂枝茯苓汤者，桂枝、芍药，一阳一阴，茯苓、丹皮，一气一血，调其寒温，扶其正气，桃仁以之破恶血、消癥癖……桂能化气而消其本寒；癥之成，必挟湿热为窠囊，苓渗湿气，丹清血热，芍药敛肝血而扶脾，使能统血，则养正即所以去邪耳。然消癥方甚多，一举两得，莫有若此方之巧矣。每服甚少而频，更巧，要知，癥不碍胎，其结原微，故以渐磨之（《金匮要略论注》）。

清·张璐：癥病妇人恒有之，或不碍子宫，则仍行经而受孕。虽得血聚成胎，胎成三月而经始断，断未三月而癥病复动，遂漏下不止，癥在下，迫其胎，故曰癥痼害。胎以脐上升动不安，洵为真胎无疑，若是鬼胎，即属阴气结聚，断无动于阳位之理。今动在于脐上，是胎已六月，知前三月经水虽利而胎已成，后三月经断而血积成瘀，是以血下不止。故用桂心、茯苓、丹皮、桃仁以散其瘀，芍药以护其营，则血方止而胎得安。世本作桂枝茯苓丸，乃传写之误。详桂枝气味俱薄，仅堪走表，必取肉桂之心，方有去癥之功。安常所谓桂不伤胎，勿疑有碍于妊。观下条子藏开用附子汤，转胞用肾气丸，俱用桂、附，《内经》所谓有故无殒是也（《张氏医通》）。

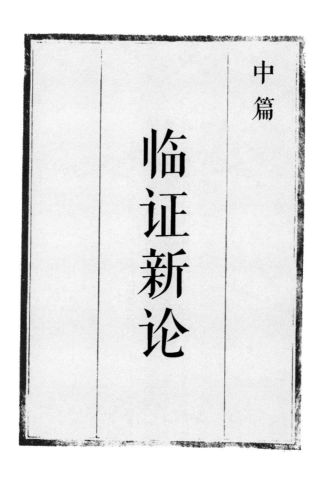

中篇

临证新论

本篇从三个部分对桂枝茯苓丸的临证进行论述：第一章临证概论对古代和现代的临证运用情况进行了梳理；第二章介绍经方的临证思维，从临证要点、与类方的鉴别要点等方面展开论述；第三章为临床各论，从内科、外科、妇科、男科、皮肤科等方面，以医案精选为基础进行细致地解读，充分体现了中医『异病同治』的思想，为读者提供了广阔的应用范围。

第一章　桂枝茯苓丸临证概论

第一节　古代临证回顾

　　桂枝茯苓丸最早出现于东汉时期张仲景的《金匮要略》，始用于治疗癥病、体内恶血及胎动不安。宋代以前有关桂枝茯苓丸所涉病证基本与《金匮要略》中的内容接近。南宋时期，陈自明的《妇人大全良方》中，首次出现了该方治疗小产、胎死腹中、胎漏、胎气上逆的论述。金元以后，桂枝茯苓丸治疗涉及的病名逐渐增多，尤以清代为甚，主要是在前代本方主治病中增加了妊娠腹痛、胞衣不下、难产等疾，但一直是作为治疗妇科疾病的方剂。值得一提的是，清代黄元御《四圣心源》中本方所治首次出现非妇科疾病的病名，明确提出本方治疗内科腹痛。而在此时期一些日本方书中所载的桂枝茯苓丸运用中，除了原主的妇科病外，还明确记载了包括吐血、奔豚气、便秘、肛肠病（痔病）、腹胀、坐骨神经痛、头疮、痘疮、肩凝、中风等 10 多种非妇科病名，大大拓展了本方的适用范围。

　　桂枝茯苓丸在《金匮要略》中没有提到具体的舌脉。古代文献中关于本方运用涉及脉象的记载仅有 3 条，其中沈金鳌《女科玉尺·卷三·临产》载有"脉滑""脉弦数而涩"，中神琴溪《生生堂治验·卷上·瘀盘发疮》载有"脉弦涩"三种。关于本方运用中涉及的舌象记载就更少，仅在《女科切要》和《济世神验良方》中提到"舌黑"。提示舌脉不是古代使用本方主要的诊断依据。古代本方使用病证的病机主要为瘀血，兼见出血、气逆、受寒、湿热等病机。

第二节　现代临证概述

一、单方妙用

◎案1：盆腔炎

周某,女,43岁。2010年10月9日初诊。患者2010年4月1日因急性盆腔炎于外院采取抗生素治疗2周,近1个月来无明显诱因出现下腹胀痛不适,4天前疼痛加重,伴有腰酸,白带量多,无发热,无肛门坠胀感。患者平素月经周期28~30天,经期4~5天,量中等,痛经(+),有血块,经前腰酸加重,乳房胀痛,末次月经2010年9月14日,1-0-1-1,顺产。刻下:下腹胀痛伴腰酸,面色无华,四肢乏力,舌质暗、苔薄白,脉弦涩。妇检:外阴正常;阴道通畅,分泌物量多,色略黄;宫颈光,无举痛;子宫后位,常大,质中,活动受限,压痛(-);双附件增厚,压痛(+)。B超示:子宫大小81mm×55mm×40mm,左卵巢旁见一无回声区,大小约27mm×20mm,边界清晰,透声良好。后穹窿积液13mm。西医诊断:慢性盆腔炎。中医辨证属气滞血瘀。治拟理气止痛,活血祛瘀。以桂枝茯苓丸方加减。

处方:桂枝12g,茯苓12g,芍药12g,牡丹皮12g,桃仁9g,制香附12g,延胡索12g,甘草6g。7剂。用法:每日1剂,水煎服。

二诊:正值经期,下腹胀痛明显,腰酸,疲惫乏力,纳可,寐安,大便溏,舌质暗、苔薄白,脉弦涩。上方桃仁减为3g,加乳香6g、没药3g、川续断12g、炒米仁30g。继服7剂。

三诊:偶有下腹疼痛,劳累后腰酸加重,白带量中等,纳可,寐安,二便调,舌质暗红、苔薄,脉弦。上方减延胡索,加牛膝12g、怀山药10g。继服7剂。

四诊:腰酸明显缓解,无下腹痛,纳可,寐安,二便调,舌质淡红、苔薄白,脉弦。守方再服药 7 剂,偶有腰酸。续服 14 剂,诸证悉除。

按 中医古籍中无盆腔炎之名,根据其临床特点,可散见于"带下病""妇人腹痛""不孕"等病症中。《景岳全书·妇人规》曰:"瘀血留滞作癥,惟妇人有之。其证则或由经期,或由产后,凡内伤生冷,或外受风寒,或恚怒伤肝,气逆而血留……总由血动之时,余血未净,而一有所逆,则留滞日积而渐成癥矣。"本案为急性盆腔炎未能彻底治愈,病程迁延,肝气内伤,气行不畅,结于冲任胞宫所致。治当理气止痛,活血化瘀。桂枝、茯苓、芍药、牡丹皮、桃仁活血化瘀,消癥除块;制香附、延胡索行气止痛;乳香、没药活血行气止痛;川续断补肝肾,强筋骨,行血止痛;牛膝引血下行,凿瘀破结;怀山药健脾补肾;炒米仁益气健脾。诸药合用,共奏行气活血、化瘀止痛之功,药证相符,故获良效。

◎案 2:卵巢囊肿

凌某,女,37 岁。2010 年 10 月 23 日初诊。患者 2009 年 9 月底发现左侧卵巢囊肿,行腹腔镜下卵巢囊肿剥除术,病理结果示:左侧卵巢内膜囊肿。2010 年 7 月复查 B 超示:左卵巢内见囊性结构,液稠,大小约 31mm × 30mm × 25mm,内膜样囊肿可能。半年来患者月经周期 26～30 天,经期 6～8 天,经量中等,色暗,有血块,痛经(+),末次月经 2010 年 10 月 5 日,剖宫产。妇检:外阴正常;阴道通畅,分泌物量中等;宫颈光,后穹窿可扪及结节,触痛(+);子宫中位,常大,质中,活动受限,压痛(-);双附件增厚,左侧明显,压痛(-)。血清癌抗原 125(CA125):60.01U/mL。刻下:患者下腹隐痛,腰膝酸软,神疲体倦,面色晦暗,舌质暗、苔白腻,脉沉细。西医诊断:子宫内膜异位症。中医诊断:癥瘕(肾气亏损,瘀阻胞脉)。治拟补肾益气,活血祛瘀。以桂枝茯苓丸方加减。

处方:桂枝 12g,茯苓 12g,芍药 12g,牡丹皮 12g,桃仁 9g,淫羊藿 15g,菟丝子 15g,延胡索 12g。7 剂。用法:每日 1 剂,水煎服。

二诊:轻度腰酸,无下腹痛,纳可,寐欠安,二便调,舌暗、苔略白腻,脉细。上方加皂角刺 12g、焦白术 12g、远志 9g。继服 7 剂。

三诊:正值月经第 2 天,量中等,有血块,腹痛明显,舌暗、苔薄白,脉弦滑。上方桃仁减为 3g,加乳香、没药各 6g。继服 7 剂。连续调治 5 个月,复查彩超示:左侧卵巢囊肿消失。血清 CA125:30.01U/mL。嘱患者定期复查随诊。

按 本案卵巢囊肿应属中医学"癥瘕"范畴,肾气亏损,阳气不足,温煦失职,血行迟滞,日久成癥。桂枝茯苓丸方活血化瘀,缓消癥块;淫羊藿补肾助阳;菟丝子滋阴补肾;皂角刺辛温锐利,直达病所,消肿散结,以助桂枝茯苓丸消癥之力;焦白术健脾益气;远志祛痰消肿;延胡索、乳香、没药活血散瘀、理气止痛。诸药合用,药证合拍,故获良效。

二、多方合用

凡病机与瘀血阻滞、寒湿(痰)凝滞有关的病证,都可以运用桂枝茯苓丸加减使用,如卵巢囊肿、子宫肌瘤等病可合用软坚散结之品,还可与当归芍药散合用治疗妇科疾病,与失笑散合用治疗心胸部疾病,与小柴胡汤合用主治的病证病位上移,除了治疗肝胆疾病外还包括心胸部位的疾病。本方在古代很少加味或合方使用,日本方书收载本方与大黄汤、大黄红花汤、抵挡丸、矾石丸、黄连解毒汤等方合用,几乎全部用于非妇科疾病如头疮、痘疮、跌打损伤、肠痔等病的治疗。

三、多法并用

原方化瘀消癥,通因通用,以下法和消法为主,在治疗卵巢囊肿、子宫肌瘤等疾病时加用三棱、莪术、消瘰丸等,为合用消法,以加强软坚散结的功用;在慢性附件炎、慢性盆腔炎等疾病中,加减使用败酱草、薏苡仁、益母草等,是合用下法,以控制炎症;在冠心病、心绞痛等疾病中,合用失笑散、丹参等,为与下法和用,加强其活血化瘀的功效,并能引经入药。

第二章　桂枝茯苓丸临证思维

第一节　临证要点

　　对桂枝茯苓丸方的表述从典型指征、患者体质状态两方面进行,首先典型指征为"气上冲、少腹急结、肌肤甲错","气上冲"包括一系列望诊可见的面部表现及患者自觉的精神神经系统表现,望诊可见面部暗红、面部潮红;或脸色发暗;或面部鼻翼毛细血管扩张,面部皮肤粗糙,或见脱发、痤疮;精神神经系统表现如烦躁、焦虑、失眠、头痛、头晕、心悸、肩颈拘急、口渴不欲饮等;少腹急结包括患者自觉的下腹各种疼痛,如隐痛、冷痛、刺痛、胀痛、经期腹痛等,也包括医生临床诊察所得腹肌抵抗、肿块、硬结、压痛等,按照日本医家经验,压痛或抵抗出现于左侧时,诊断意义更大;肌肤甲错包括皮肤色暗、干燥、瘙痒、脱屑、静脉曲张、青筋浮露;或小腿易抽筋;或膝盖以下发凉,易生冻疮等。其次是桂枝茯苓丸体质:女性以育龄期及更年期为主,男性以60岁以上老年男性多见,体形中等或壮实,肌肉坚紧,脸色红、暗红或潮红,或面部毛细血管扩张、面部色斑,痤疮,口唇暗红;情绪不稳定,易于焦虑烦躁,常伴见头痛、眩晕、失眠、健忘等精神神经系统表现;或自觉面部发热,胸痛、胸闷、心悸、腰酸、腰痛、小腹坠胀疼痛等躯体症状;皮肤干燥或起鳞屑,尤其以下肢为明显,下肢常冰冷,易生冻疮、易抽筋。女性常有月经不调,痛经,经期推迟、闭经,或月经量少、经色紫暗、夹血块;腹部充实,腹壁较紧张,下腹部按之多有抵抗、压痛,以左下腹更为常见,大便多秘结。

第二节　与类方的鉴别要点

当归芍药散为治疗妊娠肝脾失调腹痛的证治。肝藏血，主疏泄，脾主运化水湿，妊娠时血聚胞宫养胎，肝血相对不足，则肝易失调畅而致气郁血滞，木不疏土，脾虚失运则湿阻。本方重用芍药，味酸苦而性微寒，入肝、脾二经，既擅养血柔肝，缓急止痛，又能通血脉、利小便，一药多用；当归辛甘而温，主入肝经，养血活血，调经止痛，与芍药共同为君。白术、茯苓益气健脾，以复脾运，其中白术苦温尚能燥湿，使湿从内化；茯苓甘淡尚可渗湿，使湿从下走，二药共为臣药。川芎辛温，善走血海而活血行气，合君药活血止痛，以疗瘀阻血络；泽泻甘淡性寒，入肾与膀胱而利水渗湿，合茯苓则渗利之功尤彰，二者可助君药疏其血郁，利其水邪，以消除血与津的滞塞，同为佐药。全方以当归、芍药、川芎调血以柔肝，白术、茯苓、泽泻调津以益脾，共奏养血调肝、健脾利湿、缓急止痛之效。而桂枝茯苓丸中虽然也有茯苓、芍药，但五种药用量均等，为治疗癥病的代表方，功效为活血化瘀，缓消癥块，病机以瘀血阻滞为主，两方运用时细细比较，不难鉴别。

温经汤为治疗冲任虚寒、瘀血阻滞的证治，功效为温经散寒，养血祛瘀。与桂枝茯苓丸相比，虽均运用芍药、牡丹皮，病机均有瘀血阻滞，但温经汤虚寒，故全方补养与祛瘀并用，以温养为主；大队温补中少佐寒凉，温而不燥。症见漏下日久，月经或前或后，或一月数行，或逾期不止，或经停不至，或痛经，小腹冷痛，唇干口燥，傍晚发热，舌暗红，脉细涩，与桂枝茯苓丸活血化瘀、缓消癥块不同，可以鉴别。

第三章 临床各论

第一节 内科疾病

一、循环系统疾病

1. 心悸

心悸,中医病证名。是指患者自觉心中悸动、惊惕不安,甚则不能自主的一种病证。多因体虚劳倦、情志内伤、外邪侵袭等,导致心神失宁而发病。其病位在心,根据病证的临床表现,应分辨病变有无涉及肝、脾、肺、肾,是涉及一脏,或病及多脏。心悸病机有虚实之分,故治疗上应分虚实,虚证治以补气、养血、滋阴、温阳;实证则应祛痰、化饮、清火、行瘀。但本病以虚实错杂为多见,且虚实的主次、缓急各有不同,故治当相应兼顾。同时,由于心悸以心神不宁为病理特点,故应酌情配入镇心安神之药。心悸的发生多因体质虚弱,饮食劳倦,七情所伤,感受外邪及药石不当等以致气血阴阳亏损,心神失养,心神不安,或痰、饮、火、瘀阻滞心脉,扰乱心神。

根据本病的临床表现,各种原因引起的心律失常,如心动过速、心动过缓、期前收缩、心房颤动或扑动、房室传导阻滞、病态窦房结综合征、预激综合征以及心功能不全,部分神经官能症等,如具有心悸临床表现的,均可参照本病证辨证论治,同时结合辨病处理。

医案精选

◎案

李某,男,59岁。1991年3月初诊。患者近5年来常感心悸、胸闷不适,曾多次服柏子养心丸、养血安神丸及西药(药名不详)无效。查舌质紫暗、苔薄白腻,舌下脉络瘀阻,脉沉细结。否认有风湿病史及心脏病史,有慢性支气管炎病史。心电图示:心房纤颤。究其脉症,当属痰瘀互结,心脉阻滞,选用桂枝茯苓丸加味。

处方:桂枝10g,茯苓15g,丹参12g,赤芍10g,桃仁10g,半夏15g,白术15g,石菖蒲10g。

服药10剂,心房颤动(房颤)消失,心律复常。

按 房颤一症,包括于心悸证候之中,本案心悸乃由痰饮内伏日久,瘀阻心脉而致,故治疗时用桂枝茯苓丸散其瘀,方中牡丹皮易丹参,加白术又仿苓桂术甘汤意以化痰饮,诸药相因,痰化瘀除,故病可愈。

◎案

黄某,女,58岁。2006年9月15日初诊。主诉:心悸反复发作2年,加重1天。患者近2年来常于劳累或受凉后自觉心悸头昏乏力,偶感胸闷,休息后缓解。昨日因劳累上述症状加重,心悸持续不解。诊见:心慌,乏力,气短,时感头昏,精神差,体力明显下降,面色苍白,舌淡暗、苔薄,脉细结代。急查心电图示:室性心律不齐、心肌缺血。中医诊断为心悸,证属心阳不足、心失温养、心脉血行失常。治以温通心阳、宁心定悸之法。方用桂枝茯苓丸加减。

处方:桂枝12g,茯苓15g,赤芍12g,桃仁6g,红花15g,党参15g,黄芪15g,远志10g,丹参9g,降香10g,炙甘草10g。每日1剂,水煎服。

服3剂,心悸头昏明显好转,守原方随证加减又服10剂,自觉各种症状消失。9月29日复查心电图示:窦性心律、心电图正常。

按 心悸乃心系常见病。《诸病源候论》云:"心藏神而主血脉,虚劳损伤血脉,致令心气不足。"心脏属火,以阳气为本,其发病以气虚阳虚多见。患者劳累体虚,耗损心阳,心阳不足,无力鼓动心血运行,血行不畅,心脉不通,心动失常,故发心悸。方中去寒凉之牡丹皮,采用桂枝、党参、黄芪、甘草温补心阳,采用赤芍、桃仁、红花、丹参、降香活血通脉,采用茯苓、远志宁心安神以定悸。全方通补兼施,标本兼顾,诸药相配,使心阳得温,心脉得通,心悸得止,故疗效显著。

2. 冠心病心绞痛

心绞痛属于冠心病中最常见的类型,是冠状动脉供血不足、心肌急剧且暂时缺血与缺氧所引起的心血管综合征。绝大多数心绞痛是由冠状动脉粥样硬化性病变所引起的。心绞痛的主要临床特征是胸痛,为阵发性心前区胸骨后的紧束压迫感和疼痛,可放射至左上肢、颈或下颌部,体力活动或精神情绪激动常可诱发其发作,通常持续数分钟,一般不超过 15 分钟,休息或舌下含服硝酸甘油可使心绞痛缓解,并可起到预防作用。

我国古代文献中没有冠心病的病名,但类似症候早有记载,本病属于中医学"胸痹""心痛""厥心痛"等范畴。多年来国内外学者用不同方法,从不同角度进行了大量的研究,在此将从中医病名病机、辨证分型及中药研究方面与此病相关的记载列于下:首见于《黄帝内经》。《素问·标本病传论》曰:"心病先心痛。"《素问·脏气法时论》中有"心病者,胸中痛,胁支满,胁下痛,膺背肩胛间痛,两臂内痛"等与心绞痛症状十分相似的描述。《灵枢·厥病》有"真心痛,手足清至节,心痛甚,旦发夕死,夕发旦死",《金匮要略·胸痹心痛短气病脉证治》有"胸痹之病,喘息咳唾,胸背痛,短气"以及"胸痹不得卧,心痛彻背"等心肌梗死及其转归预后的描述。对于其病因病机,后世医家多宗《黄帝内经》《金匮要略》之说。《素问》曰:"经脉流行不止,环周不休,寒气入经而稽迟,泣而不行,客于脉外则血少,客于脉中则气不通,故卒然而痛。"《金匮要略》指出"阳微阴弦"的病因病机,认为该病是胸阳虚极、阴寒之邪痹阻产生的正虚邪实证。近年来,临床医家在总结前人观点的基础上,提出对病因病机新的认识,冠心病属血瘀证范畴,气滞、寒凝、痰阻、阳虚等诸多因素均可导致心血瘀阻,不通则痛,导致胸痹之症。2002 年修订的《中药新药临床研究指导原则》中将心绞痛分为心血痛阻、气虚血瘀、气滞血瘀、痰阻心脉、阴寒凝滞、气阴两虚、心肾阴虚、阳气虚衰等 8 个证型;中华人民共和国中医行业标准《中医病证诊断疗效标准》中将冠心病胸痹心痛证候分为6型论治,即心血瘀阻、寒凝心脉、痰浊内阻、心气虚弱、心肾阴虚、心肾阳虚。

医案精选

◎案

某,女,53岁。1995年12月20日初诊。该患者胸前区疼痛伴心烦、失眠健忘。心电图示:下壁心肌劳累。服地奥心血康等药无效。转中医治疗。胸部刺痛,不放射,生气后左胸痛甚,舌暗红、苔根黄,脉沉弦。辨证属瘀热互结实证,治当活血祛瘀,行气泻热,予桂枝茯苓丸加减。

处方:桂枝、白芍、赤芍各9g,桃仁、牡丹皮、柴胡、枳壳各10g。

3剂后,胸痛明显减轻,睡眠转佳,原方再服6剂,胸痛消失,随访未复发。

按 胸痛,心肺疾患常见,本案患者无咳嗽发热,心电图亦无明显供血不足,故非常法所能奏效。本案患者舌暗红、苔根黄、脉沉弦,左胸痛处固定,又兼见心烦、失眠健忘,证属瘀血内结,瘀热互结。治当活血祛瘀,行气泻热,气行则血行,故投桂枝茯苓丸加柴胡、枳壳,9剂后诸证消失。

◎案

曾某,男,68岁。2000年5月初诊。主诉:活动后胸闷、胸痛反复发作1年,于劳累时加剧,休息后缓解,曾两次住院治疗,诊断为冠心病稳定型心绞痛,服西药后头痛、血压低,无法耐受,要求中医治疗。刻下:心前区疼痛,遇劳加剧,发作时神疲乏力,胸闷气短,四肢发凉,时有心悸,舌质淡紫、苔薄白,脉弦细。证属心气、心阳不足,则血行不畅致瘀血阻络。治以益心气,通心阳,活血化瘀。方用桂枝茯苓丸加味。

处方:桂枝12g,党参、茯苓、赤芍各15g,牡丹皮、桃仁各10g,水蛭(研末分冲)5g,炙甘草10g。5剂,水煎服,每日1剂。

复诊:自觉症状改善,胸痛发作次数及时间均减少,仍感气短、神疲乏力,上方加黄芪15g,增强益气之功,连服4周,诸证消失。

按 以桂枝茯苓丸方为基础,临证加减,治疗心血管病中冠心病心绞痛,疗效满意。本案属年老心气、心阳不足,血行不畅,致瘀血内阻于心脉。方用桂枝通心阳;党参益心气,使心气、心阳推动气血运行,气为血帅,气行则血行;辅以赤芍、牡丹皮、桃仁、水蛭活血化瘀通脉;茯苓、炙甘草缓急养心。诸药合用而达益心气、通心阳、活血化瘀之功。

3. 风湿性心脏病

风湿性心脏病简称风心病,是指由于风湿热活动累及心脏瓣膜而造成的心脏瓣膜病变,表现为二尖瓣、三尖瓣、主动脉瓣中有一个或几个瓣膜狭窄和(或)关闭不全。临床上狭窄或关闭不全常同时存在,但常以一种为主。患病初期常常无明显症状,后期则表现为心慌气短、乏力、咳嗽、下肢水肿、咳粉红色泡沫痰等心功能失代偿的表现。本病多发于冬春季节,在寒冷、潮湿和拥挤环境下易发,初发年龄多在 5～15 岁,复发多在初发后 3～5 年内。心脏部位的病理变化主要发生在心脏瓣膜部位。二尖瓣为最常见受累部位。由于心脏瓣膜的病变,使得心脏在运送血液的过程中出现问题,如瓣膜狭窄使得血流阻力加大,为了射出足够的血液,心脏需要更加费力地舒张和收缩,加大心脏工作强度,效率降低,心脏易疲劳,久而久之造成心脏肥大。如二尖瓣狭窄到一定程度时,左心房压力的增高导致肺静脉和肺毛细血管压力增高,形成肺瘀血,肺瘀血后容易引起以下症状:①呼吸困难;②咳嗽;③咯血,有的还会出现声音沙哑和吞咽困难。

中医学认为风湿性心脏病多属于"怔忡""喘证""水肿""心痹"等范畴。其病机主要是风寒湿邪内侵,久而化热或风湿热邪直犯,内舍于心,乃致心脉痹阻,血脉不畅,血行失度,心失所养,心神为之不安,表现为心悸、怔忡,甚而阳气衰微不布,无以温煦气化,而四肢逆冷,面色㿠白,颧面暗红,唇舌青紫。水湿不化,内袭肺金,外则泛溢肌肤四肢或下走肠间,见浮肿、咳嗽气短、胸满脘腹痞胀、不能平卧等证。对于风湿性心脏病,中医辨证分为气血虚亏、心悸瘀阻、心肾阳虚等类型。临床上以肺络瘀阻型为多见。此型病理特点是外邪入体,累及心脏,湿阻血瘀,心肺受损。故治法突出利湿与化瘀并举,即"利湿兼活血,活血必利湿"。

临床运用

陈丽芳以桂枝茯苓丸治疗风湿性心脏病心房颤动伴附壁血栓。药用:

桃仁 10g,红花、牡丹皮各 10g,赤芍 15g,桂枝 10g,当归 12g,水蛭(研末分冲)5g,炙甘草 10。每日 1 剂,水煎服。取得较好疗效。

医案精选

◎案

林某,女,63 岁。活动后气促、心悸 10 余年,长期口服强心、利尿及扩血管药。自 2001 年 3 月以来,发生 2 次动脉栓塞事件。心脏彩超示:风湿性心脏病伴二尖瓣狭窄,左房、右室扩大,左房附壁血栓形成约 11.2cm×11.5cm。2001 年 7 月初诊症见:心悸。胸闷,心痛时作,唇甲青紫,遇劳加剧伴神疲乏力,纳食减少,舌质紫暗,苔薄白,脉结代而细。治以活血化瘀,理气通络。给予桂枝茯苓丸加减。

处方:桃仁 10g,红花、牡丹皮各 10g,赤芍 15g,桂枝 10g,当归 12g,水蛭(研末分冲)5g,炙甘草 10g。每日 1 剂,水煎服,7 剂。

二诊:症状改善,时有心悸,无胸痛,唇甲青紫改善,仍神疲乏力,纳食稍增加,舌淡、苔薄白,脉细结代。上方加党参、黄芪各 15g,20 剂后,症状基本消失。改服成药桂枝茯苓丸 2 个月,随访 1 年未再发生动脉栓塞事件。复查心脏彩超,左房附壁血栓缩小到 0.6cm×0.6cm。

按 以桂枝茯苓丸为基础,临证加减,治疗心血管病中风湿性心脏病心房颤动伴附壁血栓,疗效满意。此案由痹症发展而来,缘于风寒湿邪搏于血脉,内犯于心,致心脉痹阻、营血运行不畅,而致瘀血阻于心脉。治以活血化瘀为主,佐以理气通络,方用以桃仁、水蛭、红花、牡丹皮、赤芍活血祛瘀;辅以桂枝、当归养血通脉;佐以炙甘草益气养心。诸药合用,致瘀血得化,心脉得通,悸痛自止。

4. 高脂血症

高脂血症是指血脂水平过高,可直接引起一些严重危害人体健康的疾病,如动脉粥样硬化、冠心病、胰腺炎等。可分为原发性和继发性两类。原发性与先天因素和遗传有关,是由于单基因缺陷或多基因缺陷使参与脂蛋白转运和代谢的受体、酶或载脂蛋白异常所致,或由于环境因素(饮食、营养、药物)和通过未知的机制而致。继发性多发生于代谢性紊乱疾病(糖尿病、高血压、黏液性水肿、甲状腺功能低下、肥胖、肝肾疾病、肾上腺皮质功能亢进)，或与其他因素如年龄、性别、季节、饮酒、吸烟、饮食、体力活动、精神紧张、情绪活动等有关。血脂异常者往往伴有多种心血管危险因素。血脂水平和下降会使得心血管疾病的发生率和死亡率随着血清总胆固醇和 LDL 胆固醇水平的下降而降低。

在中医学古代文献中虽无血脂异常的病名，但对其生理、病理早有所认识，常膏脂并称，或以膏概脂。在《灵枢·卫气失常》中曾把肥人分为脂人、膏人、肉人。现代中医学者从病机病名角度出发认为高脂血症属于"痰浊""血瘀""湿浊"范畴。从病证角度认为，本病存在于中医"肥胖""眩晕""中风""心悸""胸痹"等病证之中。

医案精选

◎案

某，男，49 岁。患高血压病 13 年，近 2 个月头晕稍胀痛，右侧上肢麻木，言语不流利，胸膈满闷，时有心慌，大便干燥，舌质淡红，苔白腻，脉弦滑关盛。血压 23.5/13kPa，ECG 示：Sf－T 改变，查血脂 TC 73.9mmol/L，TG 1.9mmol/L，给予多烯康胶丸口服。治疗月余，除症状稍有减轻外，复查血脂无明显变化。后给予桂枝茯苓丸每次 6g，每日 3 次，服用 4 周后，头晕、肢麻大减，其他症状消失，查血脂 TC 5.7mmol/L，TG 0.94mmol/L。继服 1 个疗程，以巩固疗效。

按　高脂血症属于中医学的"瘀血夹痰，痰夹瘀血"范畴，与气血失调密切相关。气血调和，则水津输布如常，"血积既久，亦可化为痰水"(《血证论》)。痰浊亦可流注经络，阻滞气血，形成瘀血停着。正如明代罗周彦《医宗粹言》云："先因伤血，血逆则气滞，气滞则生痰，痰与血相聚，名曰瘀血夹痰……若素有郁痰所积，后因伤血，故血随蓄滞与痰相聚，名曰痰挟瘀血。"因此本病主要乃瘀弃之蚀流于血脉而致。治宜"破血消痰"(《医宗粹言》)，给予桂枝茯苓丸治疗，其中桂枝辛、甘，性温，血得温则行，温通经脉，行滞化瘀，为君药；桃仁味苦，甘、平，善泄血滞，破恶血，消癥瘕，牡丹皮散血行瘀，芍药和血养血，上三药都有改善微循环、抗血小板聚集、抗血栓形成和较弱的溶血作用，为臣药；茯苓甘、淡，性平，化痰利水，健脾渗湿，为使药；伍桂枝加强利水湿祛痰之功,伍芍药敛血扶脾,统血养正而祛邪,诸药合用,共奏活血化瘀、健脾消痰之功。

◎案

某,男。1993年3月6日初诊。头晕5年,伴有左侧头部针刺样疼痛,四肢麻木,全身乏力,纳呆,于1993年3月6日收住院。1993年曾就诊于某县医院,化验血脂:血脂TC 9.6mmol/L,TG 2.2mmol/L。给予山楂精降脂片及藻酸双酯钠口服半年,诸证未减。本次入院时查体:T 36.2℃,P 80次/分,BP 150/105mmHg(20.0/14.0kPa),R 79次/分,患者体形肥胖,腹部脂厚,舌质红,舌边尖有瘀点,苔白腻,脉涩;化验血脂:血脂TC 8.9mmol/L,TG 2.3mmol/L。中医诊断:头晕;西医诊断:高脂血症。考虑患者体形肥胖,舌苔白腻,属痰湿之体;舌边尖有瘀点,脉涩,属有瘀之象。两者合参属痰瘀同病。给予桂枝茯苓丸加味。

处方:桂枝9g,茯苓9g,赤芍9g,桃仁9g,红花9g,牡丹皮9g,丹参15g,党参15g,泽泻15g。

口服10剂药后,头晕减轻,头痛明显好转,但仍感全身乏力。原方加党参15g、黄芪15g,续服15剂,诸证消失,体重减轻5kg。复查血脂:血脂TC 5.0mmol/L,TG 1.24mmol/L,诸证告愈出院。

按 高脂血症是临床经常遇到的一个难题,是脂质和脂蛋白代谢紊乱的结果。血脂增高是动脉硬化和冠心病的重要发病因素。近年来的一些研究表明,降低血脂水平不仅可以降低冠心病的发病率和病死率,而且也可延缓或减轻动脉粥样硬化病变的发展,并可促进病变的消退。因此,降血脂治疗具有重要的临床意义。中医认为,高脂血症的病机实质是痰瘀同病,其病乃"无形之痰"作祟。此痰之形成,大多与嗜食肥甘厚味伤及脾胃,脾失健运,脾运失司,水湿内停,积聚成痰;痰之既成,又可成为新的致病因子,阻于血脉,影响气血的运行,导致血瘀。此即所谓痰瘀同病。目前国内外许多研究表明,高脂血症与患者的血液黏稠度及瘀血、痰浊呈正相关。本方用桂枝温通血脉,茯苓、泽泻渗利下行而健脾利湿,又有助行瘀血;痰湿留驻多能化热,赤芍、牡丹皮清血热;桃仁、红花、丹参共同起到活血化瘀的作用,使血脉通、痰湿去,从而起到降低血脂的作用。

二、呼吸系统疾病

1. 肺气肿

肺气肿是指终末细支气管远端的气道弹性减退,过度膨胀、充气和肺容积增大或同时伴有气道壁破坏的病理状态。按其发病原因,肺气肿有如下几种类型:老年性肺气肿、代偿性肺气肿、间质性肺气肿、灶性肺气肿、旁间隔性肺气肿、阻塞性肺气肿。

肺气肿属于中医"肺胀"范畴,以痰瘀阻肺、气机不利为基本病机,以咳嗽、痰多、气喘为主要临床症状。肺主气,可呼吸,外合皮毛,以清肃下降为顺,壅塞为逆。外邪入侵,多先犯肺,壅塞肺气,使肺气宣降失常,出现咳嗽、咳痰,痰阻气机,气血运行不畅,肺气壅塞,形成痰瘀阻肺。

医案精选
◎案

张某,女,58岁。2004年8月2日初诊。患者近10年来常于受凉后出现咳嗽、气喘反复发作,伴胸闷乏力,曾在省城多家医院住院治疗,诊断为慢性支气管炎、阻塞性肺气肿,用西药后症状略为减轻,但经常复发。1周前又因感冒病情加重,用西药后症状无明显改善。症见:胸闷不适,咳嗽气喘,咯白黏痰,精神差,夜寐不安,食欲低下,时时心悸汗出,舌质淡暗、苔白腻,脉沉细。中医诊断为肺胀,辨证属于肺脾气虚、气血津液输布失常、痰瘀内阻、肺气瘀滞,治以补肺利气、化痰祛瘀,方用桂枝茯苓丸合六君子汤加味。

处方:桂枝12g,茯苓10g,牡丹皮9g,赤芍12g,桃仁9g,党参10g,黄芪20g,白术12g,陈皮10g,半夏10g,枳壳10g,麻黄9g,炙甘草6g。每日1剂,水煎服。

服7剂,患者胸闷咳喘症状缓解,痰量减少,饮食增加,唯感睡眠差,大便干,查舌苔黄,原方去麻黄,加黄芩15g、远志10g。继服20剂,胸闷咳喘症状完全消失,亦无其他不适,随访1年多未复发。

按 肺胀乃肺系常见病证,多因久咳久喘等慢性肺病迁延不愈转化而来。肺脾受损,因虚生痰,因痰致瘀,痰瘀互结,以致肺气壅滞,肺叶膨胀。

《丹溪心法》说："肺胀而咳,或左或右不得眠,此痰挟瘀血碍气而病。"由此可见,痰浊与瘀血是导致肺胀发生的两个重要因素。方中桂枝祛邪通脉,赤芍、牡丹皮、桃仁活血化瘀,六君子汤配黄芪补肺健脾、燥湿化痰,枳壳、麻黄化痰利气、止咳平喘。诸药合用,共奏补肺利气、化痰通瘀之功效,使痰浊消,瘀血去,痰祛瘀化,气道通畅,肺气通顺,故取得了满意的效果。

2.肺栓塞

肺栓塞是体循环的各种栓子脱落阻塞肺动脉及其分支引起肺循环障碍的临床病理生理综合征(PE)。最常见的肺栓子为血栓,由血栓引起的肺栓塞也称肺血栓栓塞。患者突然发生不明原因的虚脱、面色苍白、出冷汗、呼吸困难、胸痛、咳嗽等,并有脑缺氧症状如极度焦虑不安、倦怠、恶心、抽搐和昏迷。

中医学无类似"肺栓塞"这一疾病的记载,但其胸痛、气急、咯血等主要临床表现则散见于"胸痹""咯血"等篇中。患者由于长期卧床,血行迟缓,日久血液瘀滞而成此病。血瘀于肺,则咳嗽、胸痛;郁而化热,则发热;热伤肺络,则咯血;"血不利则为水",分血内阻,津液不布,则肢体肿胀。故治宜益气活血,宣肺止咳,渗湿利水。

医案精选

◎案

张某,男,79岁。1996年12月7日初诊。2年前曾患下肢血栓性静脉炎,平时较少下床活动。半月前无明显原因出现发热,体温37.8℃,伴咳嗽,咳少许白黏痰,就诊于某西医院。X线胸片示:右下肺有一小片状密度增高阴影,考虑肺炎。给予静脉滴注青霉素治疗,10天后症状未见好转,且出现右胸部隐痛,咳痰带血。进一步查肺通气/灌注扫描及双下肢彩色多普勒,结果显示:右下肺通气与灌注不匹配,右侧动脉血流速度缓慢,可见中等絮状样回声,遂确诊为肺栓塞。因患者年事已高,且新近有十二指肠球部溃疡病史,不适宜溶栓,故欲行中西医结合治疗。症见:低热,右胸部隐痛,咳嗽,咳少许白黏痰,痰中带血,口干,乏力,右下肢轻微凹陷性水肿,舌质红,苔薄黄微腻,脉沉弦。听诊双肺呼吸音清,右下肺少许湿啰音。此属正气亏虚,瘀血阻肺,水湿内停。治以益气活血,宣肺止咳,渗湿利水,予桂枝茯苓丸加减。

处方:桂枝、杏仁、牡丹皮各9g,麻黄6g,茯苓、黄芪、鸡血藤各30g,桃仁、当归、赤芍、白芍各12g,泽泻15g。水煎服,每日1剂。另予水蛭粉装胶囊,3g口服,每日1次。同时给予低分子右旋糖酐300mL及丹参注射液20mL,静脉滴注,每日1次。

1周后不再咯血,发热退,咳嗽、胸痛减轻。守方1周,症状进一步改善。上方去麻黄、杏仁,加党参、白术各15g,红花、川芎各12g,以增强益气活血之功效。再服1个月,诸证悉除,X线胸片、肺通气/灌注扫描、双下肢彩色多普勒检查亦恢复正常。后停用静脉滴注低分子右旋糖酐及丹参注射液,以中药上方加减调治6个月,并每天口服水蛭粉胶囊2g,巩固疗效。随访至今,病未复发。

按 治疗肺栓塞呼吸系统疾病,是基于其均存在"瘀血"与"痰湿"这一重要病机的,而桂枝茯苓丸则是治疗"瘀水同病"的有效方剂。以该方为主,随症加减,使之法与理合,则可取得满意疗效。患者舌脉虽未见瘀血征象,然从微观辨证看,符合中医的瘀血证候。该患者由于长期卧床,血行迟缓,日久血液瘀滞而成此病。血瘀于肺,则咳嗽、胸痛;郁而化热,则发热;热伤肺络,则咯血;"血不利则为水",瘀血内阻,津液不布,则肢体肿胀。故治宜益气活血,宣肺止咳,渗湿利水。方中桂枝温通血脉;麻黄、杏仁宣肺止咳;茯苓、泽泻渗湿利水;水蛭、桃仁破血逐瘀;黄芪、当归补气养血;鸡血藤、白芍活血通络;牡丹皮、赤芍清热凉血。诸药合用,祛邪而不伤正,补气而不壅滞,标本兼治,故药到病除。

3.肺脓肿

肺脓肿是由于多种病因所引起的肺组织化脓性病变。早期以化脓性炎症为主,继而坏死形成脓肿。多发生于壮年,男多于女。根据发病原因可分为经气管感染、血源性感染和多发脓肿及肺癌等堵塞所致的感染。

中医学并无肺脓肿这一病名,但根据其临床主要证候如发热、咳嗽、胸痛、咯脓痰或臭痰等,应属于"肺痈"范畴。如《金匮要略》云"若口中辟辟燥,咳即胸中隐隐痛,脉反滑数,此为肺痈",又说:"咳而胸满,振寒脉数,咽干不渴,时出浊唾腥臭,久久吐脓如米粥者,为肺痈。"从这里所描述的肺痈主要证候,与肺脓肿极为相似。故对肺脓肿的认识和治疗,应从肺痈范畴加以探讨。中医学对本病病因的认识,包括外因、内因两个方面。外因主要是指感受风热病邪,自口鼻侵袭于肺;或者素体痰热偏胜(如平时过食辛热煎炙食品或长期嗜酒而致湿热内蕴等),复感外邪而发病。内因主要是指正气不足,易于感受外来病邪,即所谓"邪之所凑,其气必虚"。由于风热外袭,先侵犯肺卫,故初起即见恶寒、发热、咳嗽等肺卫证候;肺受热灼,气失清肃,炼津为痰;痰热壅塞肺络,肺叶受损,进而血败肉腐,形成脓肿,咳出大量脓痰或血痰。若病势迁延,热邪不退,耗损气阴,则可致正虚邪恋,导致慢性病变。说明其病势消长取决于病邪强弱、正气虚实以及治疗得当与否。因此,临床抓紧早期、合理的治疗是很重要的。由于肺脓肿主要病机表现为痰热脓毒袭肺,故其治法大体不外三个方面,即清热解毒、祛痰排脓、养阴清肺。临床依病情进展,可分三个阶段,即初期(痈前期)、溃脓期、后期(恢复期)。临床治疗亦分3期进行治疗。

医案精选

◎案

杨某,男,56岁,农民。1979年11月25日初诊。患者于4个月前咳嗽,发冷发热,按感冒治疗,1周后咳嗽加重,痰量增多,伴有胸痛,在某县医院经X线胸部透视,诊断为右肺中野肺脓肿。用青霉素、链霉素治疗6天,咳出少量脓痰,胸痛与发热减轻,自动中断治疗。近几个月常有不规则发热,反复咳嗽,间有少量脓痰或痰中带血,盗汗自汗,四肢乏力,日渐消瘦。近2个月先后联合用青霉素、链霉素、四环素7天,链霉素、红霉素、卡那霉素23天,上述症状均无缓解,乃转中医治疗。症见:面色不华,形体消瘦,咳嗽少痰,胸闷疼痛,转侧不利,口干咽燥,脉细数,舌红,边尖可见瘀斑,苔腻微黄,体温37.8℃,胸部运动表浅,锁骨中线6~8肋间呼吸音减弱,白细胞8 700个/mm^3,中性粒细胞54%,淋巴细胞42%,红细胞320万个/mm^3。11月24日X线胸片示:右中肺中野呈圆形模糊阴影,边缘清晰,诊断为慢性肺脓肿。停用抗生素,投桂枝茯苓丸合当归芍药散随症加减。

处方:桂枝、茯苓、白芍各12g,当归、川芎、牡丹皮、桃仁、泽泻各15g,太子参 30g。

服药 15 剂,胸痛、咳嗽减轻,精神好转,食欲增加,仍有不规则发热。守原方加败酱草、鱼腥草各 30g,桔梗 20g,以助清热解毒、去瘀排脓。又进 6 剂,咳吐大量脓痰,其味腥臭,体温转正常,仍用桂枝茯苓丸合当归芍药散加黄芪继服 21 剂,1980 年 1 月 15 日 X 线胸片示:右中肺中野呈带状密度浅淡阴影。嘱守原方连服 1 个月善后。

1980 年 2 月 28 日信访,诸证平息,X 线胸部透视:两肺正常。全日参加劳动。又半年后再访,1980 年 8 月 4 日 X 线胸片复查正常。至今未留任何后遗症。

按 由于坏死组织留在脓腔内,慢性肺脓肿炎症持续存在,脓腔周围纤维组织增生,支气管上皮向内增生,覆盖于脓腔壁上,腔壁变厚。用中药活血化瘀,缓消肺部顽痛具有实践意义。桂枝茯苓丸方具有镇痛、活血、化瘀、抗炎等作用,加上当归芍药散,则减少血管通透性,促进炎症渗出物的再吸收。此类活血化瘀药可使产生的瘢痕组织软化和消退。本合方取当归、芍药、川芎活血理气行血中之滞,牡丹皮消瘀血,桃仁破血结,茯苓、泽泻渗湿利水,与桂枝同用,能入阴通阳,诸药合用,共奏活血化瘀、缓消肺部顽痛之效。

4. 肺癌

肺癌是发病率和死亡率增长最快,对人群健康和生命威胁最大的恶性肿瘤之一。近几十年来,在全球范围内,肺癌的发病率和死亡率均明显增高,男性肺癌发病率和死亡率占所有恶性肿瘤的第一位,女性发病率占第二位,死亡率占第二位。肺癌的病因至今尚不完全明确,大量资料表明,长期大量吸烟与肺癌的发生有非常密切的关系。长期大量吸烟者患肺癌的概率是不吸烟者的 10 ~ 20 倍,开始吸烟的年龄越小,患肺癌的概率越高。

肺癌属于中医学"肺积""肺岩""痞癖""咳嗽""咯血""胸痛"等范畴。肺为娇脏,易受外邪,邪留于肺,肺气壅滞,宣降失司,津液输布不利,水湿凝聚,塞结为痰,影响脏腑气血的运行,气滞血瘀,痰凝毒聚,相互交结,蕴郁于肺,日久而成"肺岩"。正虚邪实是肺痛的基本病机,正气不足是发生肿瘤的内在根本因素。正如《医宗必读》所言"积之成也,正气不足,而后邪气踞之"，以及《外证医案》所云"正气虚则成岩"。故扶正祛邪为临床医家的常用方法。癌症患者血液"黏""稠""浓""聚"，处于高黏滞状态，微循环血液流速减慢，红细胞聚集明显，微血栓沉积于癌灶周围，为转移复发创造了条件，尤其是血行播散型。故而在运用益肺健脾、化痰解毒、软坚散结药治疗肺癌的同时，还可适当配用活血化瘀之药以提高疗效。

医案精选

◎案

付某，女，62 岁。2005 年 5 月 31 日初诊。患者 2002 年 8 月行右肺腺癌部分切除，术后化疗 6 次。于 2004 年 1 月复查右肺腺癌复发，又于同年 2 月行右肺全切除，未做放疗、化疗，于 5 月起单纯接受中医药治疗。治疗经过：初诊症见颜面虚浮，形体羸弱，食欲一般，神疲乏力，气短不足以息，右胸部手术刀口处疼痛麻木，二便平，舌质偏红暗，舌苔白，脉象虚数。证属气虚挟瘀，术后元气更伤，经络气血运行不利。治宜益气行瘀，调畅气机。方用补中益气汤合桂枝茯苓丸加减。

处方：生黄芪 30g，西党参 30g，白术 15g，炙甘草 10g，升麻 10g，北柴胡 10g，陈皮 10g，桂枝 10g，茯苓 15g，牡丹皮 10g，赤芍 20g，桃仁 10g，神曲 10g，炒山楂 30g，炒麦芽 30g。每日 1 剂，水煎服。

患者服药后自我感觉良好，神倦减轻，饮食亦有改善。上述主方加减服用 2 年余，病情稳定。间偶有感冒，或胆囊部位不适，手术刀口隐隐作痛，一般在主方基础上稍作调整，保持处方大局稳定，以坚持扶正抗癌，控制复发。目前仍在连续服药治疗，进一步观察远期疗效。

2007 年 3 月复查：胸部正侧位片：右全肺切除术后改变。左肺未见实变影，左肺正常。B 超示：胆囊多发结石。肝、脾、腹、双肾、腹膜后、腹腔、双肾上腺未见异常。体重增加，肌肉丰满，面色华润，饮食及二便、睡眠均正常。患者对中医药疗效甚为满意。

按 肺癌的病因多为虚、瘀、痰、毒四个方面，其中以虚为本，痰瘀毒邪为标。病位在肺，常累及脾、肾。肺癌是因虚而得病，因虚而致实，是全身属虚，局部为实。治疗应坚持"扶正祛邪""扶正抗癌""留人治病"的原则，切忌单纯的"以毒攻毒"和大肆攻伐、损伤正气的治疗方法。本案西医首次已行手术和化疗,但又复发而行二次手术,右肺全切除。该患者全程服用补中益气汤以补益宗气,补脾强肺,补土生金,从而增强免疫调节功能、遏制肿瘤的复发和转移。另一方面,气虚可致瘀,瘀是肿瘤邪实的主要表现。瘀阻血络易形成瘀滞凝结,是肿瘤形成的病理基础,桂枝茯苓丸为《金匮要略》治"妇人宿有癥病"的名方,由桂枝、桃仁、茯苓、牡丹皮、赤芍等药组成,具有良好的活血化瘀、缓消癥块功效。常与扶正调理方药配合,治疗恶性肿瘤之化瘀消癥有较好效果,长期服用未见有不良反应,但对有出血倾向者不宜使用。方中君药桂枝是配方择药之关键。桂枝辛温,辛散温通,助血运行,消痛散结,统帅诸药,直达病所。该方有良好的抗炎、免疫调节、抗血栓、改善血流、抗肿瘤等广泛的药理作用。由此说明,桂枝茯苓丸配方不仅可用于妇科,也可以广泛用于各科瘀血证候。

5. 支气管哮喘

支气管哮喘是由多种细胞和细胞组分参与的气道慢性炎症性疾病,这种慢性炎症与气道高反应性相关,通常出现广泛而多变的可逆性气流受限,导致反复发作的喘息、气促、胸闷或咳嗽等症状,多在夜间或清晨发作,多数患者可自行缓解或经治疗缓解。临床主要表现为:发作性伴有哮鸣音的呼气性呼吸困难或发作性咳嗽、胸闷。严重者被迫采取坐位或呈端坐呼吸,干咳或咳大量白色泡沫痰,甚至出现发绀等,有时咳嗽可为唯一的症状(咳嗽变异型哮喘)。有的青少年患者则以运动时出现胸闷、咳嗽及呼吸困难为主要的临床表现(运动性哮喘)。哮喘症状可在数分钟内发作,经数小时至数天,用支气管舒张剂或自行缓解。某些患者在缓解数小时后可再次发作。夜间及凌晨发作是哮喘的特征之一。目前尚无特效的治疗办法,但坚持长期规范化治疗可使哮喘症状得到良好控制,减少复发甚至不再发作。

本病在中医学中属"哮证""咳嗽"范畴,是一种发作性的痰鸣喘咳疾患,发作时喉中有水鸡(哮鸣)声,呼吸急促困难,甚至不能平卧。历代文献对本病的分类,有以病性为依据者,如冷哮(寒哮)、热哮、实哮、虚哮;有以病因为依据者,如风哮、痰哮、食哮、鱼腥哮、卤哮、糖哮、醋哮等。当前对哮喘一般多按发作期、缓解期辨证分治。"未发以扶正气为主,既发以攻邪气为急"。

医案精选

◎案

张某,女,42 岁。2005 年 4 月 13 日初诊。患支气管哮喘已 10 年余,病情时轻时重,反复发作。近 1 个月来,每于夜间哮喘发作,需吸沙丁胺醇气雾剂方可缓解。患者精神紧张,睡眠不佳,晨起时口苦,近半年来月经滞后,量少色暗,舌质淡红、苔薄白,脉弦细。辨证为少阳枢机不利,肝肺气郁,瘀血内阻。拟小柴胡汤合桂枝茯苓丸加减。

处方:柴胡 15g,黄芩 15g,紫苏子 15g,甘草 10g,生姜 10g,大枣 10g,丹参 30g,桃仁 10g,桂枝 10g,赤芍 10g,厚朴 10g,杏仁 10g,牡丹皮 10g。7 剂,每日 1 剂,水煎服。

药后喘息、胸闷症状大减,停用沙丁胺醇气雾剂,唯感胸部不适,有气促感,精神好转,口已不苦,月经量多、色红,舌质淡红、苔薄白,脉沉细弦。改投血府逐瘀汤加减。

处方:柴胡 10g,枳壳 10g,白芍 10g,甘草 10g,桃仁 10g,红花 10g,生地黄 20g,当归 10g,厚朴 10g,杏仁 10g。每日 1 剂,水煎服。

又服 7 剂,诸证消失。

按 哮喘之病难愈,多因痰饮、瘀血伏于肺底膈间,每于外感或异味吸入而诱发。因此,治疗哮喘必以涤除膈间痰饮瘀血方为治本之法。此患者胸满、口苦、脉弦,为少阳枢机不利,肝气郁结,气机失畅,兼挟瘀血阻滞肺经,肺气失于宣降而致哮喘病发作。其月经滞后、色暗量少,乃肝失疏泄、瘀血内滞之证。故拟小柴胡汤合桂枝茯苓丸加减,使少阳枢机得利,肝疏肺畅,瘀血潜消,哮喘之病自然平息。

6. 结核性渗出性胸膜炎

渗出性胸膜炎是干性胸膜炎的进一步发展。人体对结核处于变态反应状态时,胸膜受结核菌的感染,易引起渗液。故多发生于初感染的后期,因这时患者的过敏反应高,但也可发生在结核病的任何阶段。

结核性渗出性胸膜炎属中医学"悬饮"范畴,由外邪犯肺,肺失宣发肃降,津液不能下输膀胱,停留于胸胁而成。"津血同源",痰饮与瘀血在致病时相互影响,互为因果。如《血证论》曰"瘀血既久,亦能化为痰水",同样,水饮内停,亦能致瘀,故瘀水同治。

医案精选

◎案

刘某,女,26岁。1996年2月8日初诊。1周前受凉后出现低热,体温37.5℃左右,伴恶寒及轻微咳嗽,自服对乙酰氨基酚及速效感冒胶囊后症状无明显改善。近3天又出现右胸部刺痛,咳嗽较前加重,就诊于某西医院,X线胸片提示右侧胸腔积液(少量)。PPD试验呈强阳性,诊断为结核性渗出性胸膜炎。因患者有乙型病毒性肝炎(乙肝)病史5年,长期肝功能不正常,不能采用正规三联、四联化疗方案,遂求治于中医。症见:发热,体温37.3~37.6℃,干咳,右胸部闷胀,无明显盗汗,舌质暗、边尖有瘀斑、苔白腻,脉弦数。听诊右下肺呼吸音低,肝功能检查丙氨酸氨基转移酶(ALT)128U/L。此属外邪犯肺,肺失宣降,水饮瘀血停于胸胁。治以化气利水,宣肺止咳,取桂枝茯苓丸加味。

处方:桂枝、牡丹皮、旋覆花、降香各9g,白芍、桃仁、百部、杏仁、白前、郁金、车前子各12g,茯苓30g,葶苈子15g,甘草6g。水煎服,每日1剂。西药予乙胺丁醇0.25g,口服,每日3次;链霉素0.75g,肌内注射,每日1次;肝得健2片,口服,每日3次。同时在B超定位下抽出胸腔积液350mL。

3天后发热退。胸部闷胀感减轻,但仍咳嗽,轻微盗汗,舌质暗,苔薄白而少,脉弦细。证兼阴虚内热。上方去葶苈子、车前子,加地骨皮、青蒿各15g以清虚热。又进12剂,咳嗽、盗汗症状消失,唯感右胸部刺痛,X线胸片提示胸腔积液完全消失。前方去白前,加川楝子9g、丝瓜络12g通络止痛。5天后诸证皆除。复查肝功能,ALT 92U/L。后以上方加减连续调治8个月,同时服用乙胺丁醇、肝得健巩固疗效,前3个月配合链霉素治疗。其间4次复查X线胸片,均示正常,肝功能检查ALT 86~108U/L。

按 方中桂枝、茯苓、桃仁、降香通阳利水,活血化瘀;杏仁、百部、白前宣肺止咳;葶苈子、车前子泻肺利水;牡丹皮清热凉血,破血消瘀;旋覆花、郁金调畅气机。诸药合用,可使瘀血去,水饮消,气血得复,脉络通畅,故悬饮为患可得以消除。现代药理研究表明:桂枝具有降低血液黏度、抗炎、抗菌、祛痰、止咳等功效；茯苓抗菌、利尿；白芍抑制血小板聚集，缓解支气管痉挛，并有抗炎、抑菌等作用；牡丹皮抗菌、抗组胺、抗胆碱；桃仁改善肺部血液循环，降低血液黏度，并有抗炎、抗过敏及止咳、平喘等功效。上述研究为桂枝茯苓丸加减治疗呼吸病奠定了理论基础。

7. 包裹性胸腔积液

包裹性胸腔积液（encapsulated effusion）为胸膜炎时，脏、壁层胸膜发生粘连使积液局限于胸膜腔的某一部位，多见于胸下部侧后胸壁。在影像学 X 线切线位片上，包裹性积液表现为自胸壁向肺野突出之半圆形或扁丘状阴影，其上下缘与胸壁的夹角呈钝角，密度均匀，边缘清楚，常见于结核。现代医学治疗多结合 X 线或超声波定位在特定部位进行穿刺，抽吸积液或注入药物。

包裹性胸腔积液属于中医学"悬饮""伏饮""留饮"范畴。肺脏清肃，朝会百脉，布散津液，乃生理之常。津液与血相济周流，互为依存。若肺经及其他脏痰浊瘀热蕴结日久，则清肃之令不行，水精输布失常，津液偏渗胸胁，咳唾引痛，遂为悬饮，长期伏而不去者为伏饮，留而不出者为留饮。包裹性胸腔积液大部分由渗出性胸膜炎失治、误治或治疗不彻底发展而来。由于胸膜增厚、粘连形成包裹，使积液难以吸收、消散，停留于胸胁，气机受阻，故临床表现出胸闷、气紧、固定疼痛且多为刺痛，咳嗽及深呼吸均牵引加重，舌质常现暗或有瘀点等饮瘀互结之征象。

医案精选

◎案

彭某，男，27 岁。1988 年 7 月初诊。4 个月前不明原因出现咳嗽、咳痰、右胸痛、胸闷、潮热、盗汗、疲乏，即在某区医院肌内注射青霉素、链霉素，症状稍减而停止治疗，但一直有轻度咳嗽、胸闷、右脚背部刺痛，因发现右胸廓内陷而就诊。查见：气管稍右移，右前胸明显内陷，右中下胸部叩浊，呼吸音减弱。舌质红，边见 3 个瘀点。血沉 80mm/h，X 线胸片示：右侧包裹性胸腔积液，位于侧后壁。B 超示：右腋前线至腋后线第 7、8 肋间可见 8.4cm×3.4cm 的液性暗区。诊为结核性胸膜炎（包裹性积液）。先在右腋中线、腋后线第7、8肋间分别行胸腔穿刺,均未能抽出积液。遂投以桂枝茯苓丸加牵牛子。

处方:桂枝10g,茯苓35g,牡丹皮15g,白芍20g,桃仁、牵牛子各12g。

服3剂后,尿量大增,每日达3 000～4 000mL,胸闷稍减。原方继进8剂,胸痛消失,胸闷除,X线胸片复查示:右侧包裹性胸腔积液已吸收。B超示:右胸腔未探见液性暗区。乃以异烟肼(每日0.3g)维持。随访至今无异常变化,已参加工作。

◎案

李某,男,26岁。因右胸刺痛、胸闷1年余,于1987年6月初来诊。曾在某医院诊断为右胸腔积液,给予口服异烟肼、肌内注射链霉素等治疗半月余,未能控制。现右胸刺痛,咳嗽和深呼吸时均加重,活动量稍大则胸闷、气紧。查见:右胸廓轻度内陷,叩诊呈独音,右肺呼吸音明显减弱,舌质暗。X线胸片示:右侧胸膜炎,胸膜明显增厚、粘连。胸腔穿刺未能抽出积液。给予桂枝茯苓丸加穿山甲。

处方:桂枝10g,茯苓35g,白芍20g,桃仁12g,牡丹皮、炮穿山甲各15g。

初服5剂,胸痛稍减,加入甘草6g,又服10剂,胸痛消失,跑步已不觉胸闷、气紧。复查X线胸片示:右侧胸膜增厚,未见积液征象。继予抗结核治疗6个月痊愈,生活、工作如常。

按 以桂枝茯苓丸改汤治包裹性胸腔积液,以桂枝温阳通脉活血化饮,茯苓淡渗除饮,牡丹皮、白芍、桃仁三药活血破血散结,共奏通阳化饮、消痰散结之功。所治病例,均收到满意效果,不仅积液很快吸收、消散,且对消除胸痛等症效果尤佳。

8. 小儿包裹性脓胸

脓胸是指胸膜腔内有脓液积聚,故又称为化脓性胸膜炎,在婴幼儿最多见。一般胸腔穿刺液在试管内静置沉积24小时后,1/10～1/2应为固体成分。少于1/10则称为胸腔积液。主要是由于肺内感染灶中的病原菌直接侵袭胸膜或淋巴组织而引起,由肺炎发展而来的占较大比例。另外,如纵隔炎、膈下脓肿以及胸部创伤、手术或穿刺等操作直接污染也是诱发因素,败血症也可引起包裹性脓胸。脓胸大多在肺炎的早期发生,其最初症状就是肺炎的常见症状。有些患儿肺炎虽经治疗但尚嫌不足时,肺炎症状一度好转以后出现脓胸的症状。大多数患儿有高热不退。婴儿发生脓胸时,只显示中度的呼吸困难加重;较大患儿则出现较重的中毒症状和重度呼吸困难,咳嗽胸痛也较明显,张力性脓气胸发生时,突然出现呼吸急促,鼻翼扇动、发绀、烦躁、持续性咳嗽甚至呼吸暂停。白细胞一般都升高至$(15 \sim 40) \times 10^9/L(1.5$ 万 ~ 4 万个$/mm^3)$,有毒性颗粒。脓胸患儿中毒症状严重的慢性消耗使患儿较早就出现营养不良和贫血、精神不佳、对环境淡漠等。

本病属中医学"悬饮"范畴。朱丹溪说:"血受湿热,久必凝浊。"王清任说:"血受热则煎熬成块。"张仲景所说的蓄血证、瘀热在里证、热入血室证等皆指血热相结的瘀血证。

医案精选

◎案

方某,男,3岁。因发热、咳喘20余日,于1975年10月31日入院。入院时体温38.2℃,呼吸30次/分。右胸稍饱满,右肺上区叩之呈鼓音,下区呈浊音,呼吸音低,右肺底偶闻湿啰音。白细胞7 100个$/mm^3$,中性粒细胞63%。11月2日X线胸片示:右肺中下野中外带区呈现均匀致密阴影及液平面,上野可见椭圆形大透光区,其周围被条索状阴影包围,右肺被压缩60%,纵隔轻度左移。入院后胸穿,未抽出液体,考虑到抗生素效果欠佳,故只给服桂枝茯苓丸合当归芍药散加减方。服药2天后体温恢复正常。服中药10剂之后,于11月11日再次拍X线胸片示:右侧第4前肋间以下中外带区可见条索状及斑片状密度较浅阴影,其上有一狭窄透光区。自11月11日以后改服当归芍药散,于11月18日X线胸片证实右肺中外带区阴影及气体全部吸收,翌日出院。

按 小儿脓胸的形成是血热相结的结果,改用清热化瘀法治之恰如其分。桂枝茯苓丸和当归芍药散均来源于《金匮要略》,系活血化瘀方剂中最有代表性者。以此两方为主配合治疗获得甚为满意的效果。本方具有镇痛、活血、化瘀、抗炎、抗过敏等作用,如再加当归芍药散,则减少血管通透性,促进炎症渗出物再吸收的作用更增强。活血化瘀药还可以减少瘢痕组织的产生,还可以使已产生的瘢痕组织软化和消退,这对包裹性脓胸病变的康复是极为有利的。包裹性脓胸在治疗时,如单用西医疗法,病程可拖延数月之久,而且往往有严重的后遗症。如果加用或单用活血化瘀法,可望在1个月左右的时间里治愈,而且很少留有后遗症,故值得试用。

9. 胸膜粘连

胸膜粘连即相对两层的胸膜粘着在一起。胸膜增厚和粘连。胸膜粘连以胸痛为主症,乃因反复肺部感染治疗不彻底引起,肺为娇脏,若痰热久嗽,余毒不清,灼伤肺阴,肺失敷布,气不化津,津液不行,反成痰瘀,痰瘀互结则致胸痛,治以活血化瘀,化痰利气。

医案精选

◎案

张某,男,34 岁。1997 年 12 月初诊。左胸痛半年余。患者于 1997 年 3 月受凉后发热,咳嗽,胸痛,咳铁锈色痰而到医院诊治,诊为肺炎球菌性肺炎。经治疗症状基本消失带药出院。因未遵医嘱服药,同年 5 月又因受凉发热,咳嗽,胸痛,痰黄难咯,自服解热镇痛药及抗生素后热退,咳嗽稍减,胸痛依旧,咳嗽或深呼吸时疼痛加重。到医院求治时继续予抗炎、祛痰、平喘等治疗后疗效不显,遂转中医诊治。症见:面色苍白,气短微言,呼吸时左前下胸有牵拉痛感。时干咳,咽干,大便干结。舌暗红、苔白干,脉沉细涩。查体:左侧呼吸度减弱,呼吸音低。X 线胸片检查示:左肺底局限性胸膜粘连表现,肋膈角变钝,膈肌活动受限。诊为胸膜粘连,证属气阴两盛,痰血痛滞。治以益气养阴,化瘀逐疾。方用桂枝茯苓丸加减。

处方:桂枝、桃仁、茯苓、牡丹皮、赤芍、太子参、白芥子、麦冬、延胡索各 10g,冬瓜仁 30g。3 剂,每日 1 剂,水煎服。

二诊:胸痛稍减,呼吸较前顺畅,偶有干咳,大便已通。原方去冬瓜仁、麦冬,加橘红 10g,皂角刺 6g,又服 7 剂。

三诊:胸痛明显减轻,呼吸畅顺。无咳嗽,纳可,二便通畅。药已对症,守上方调理 1 个月。

1998 年 3 月复查 X 线胸片示心肺隔未见异常,随访 1 年未复发。

按 本例以胸痛为主证,乃因反复肺部感染治疗不彻底而引起,肺为娇脏,若痰热久嗽,余毒不清,灼伤肺阴,肺失输布,气不化津,津液不行,反成痰瘀,痰瘀互结则致胸痛。治以活血化瘀,化痰利气。用桂枝茯苓丸通阳化瘀,白芥子祛除皮里膜外之痰,冬瓜仁清肺祛痰,润肠通便,太子参、麦冬益气养阴,延胡索乃血中之气药,既走血分活血化瘀,又走气分行气止痛。诸药合用,共奏行气活血祛瘀之效。

三、神经系统疾病

1.头痛

凡整个头部以及头的前、后、偏侧部疼痛,总称头痛。凡外感六淫,内伤脏腑,导致阳气阻塞,浊邪上据,肝阳上亢,精髓气血亏损,经络运行失常者,均能发生头痛。按病因分,头痛有外感、内伤之别。外感头痛有感冒风寒、风热、风湿、伤暑、火邪致痛及伤寒头痛等;内伤头痛有气虚、血虚、阳虚、阴虚、肝阳、伤食、瘀血致痛等。从经络分,有"三阳"头痛(太阳头痛、阳明头痛、少阳头痛)与"三阴"头痛(太阴头痛、少阴头痛、厥阴头痛)。按病情轻重、病程长短、发作规律及疼痛部位分,有真头痛、头风、偏头痛、雷头痛、脑风、巅顶痛、久头痛等。"不通则痛",故治疗总以活血化瘀为主,随症加减。

医案精选

◎案

某,女,40岁。该患者头痛眩晕间断发作2年,劳累及情绪紧张为诱因,发作时头痛如裂,双手抱头,坐立不安,伴眩晕呕吐,久治不愈,此次就诊时上述症状正发,舌质淡暗、苔薄白,脉细涩,予川芎茶调散合八珍汤加减服数剂,无效。再次来诊时,问其月经量少色黑,有血块,按左侧少腹有明显压痛。证属瘀血内结,久瘀致虚,治疗必先活血化瘀,遂拟桂枝茯苓丸加减。

处方:桂枝9g,茯苓12g,桃仁、赤芍、白芍、牡丹皮、当归、川芎、红花各15g。

3剂头痛明显减轻,效不更方,再进15剂诸证消失。随访未发作。

按 本例患者初诊误为气血亏虚兼受风邪,故予八珍汤合川芎茶调散方加减,结果未效。再诊时知其月经量少色黑且左少腹压痛,说明瘀血结,瘀血不祛,新血不生,欲补其血,必祛其瘀,故给以桂枝茯苓丸加味以活血祛瘀。

◎案

赵某,女,36岁。间断性头痛5年余,近两年来发作频繁,症状逐渐加重,每月发作2～3次,有时发作持续数天。主要表现为前额及双侧太阳穴疼痛,经西医脑超检查影像为脑血管痉挛,西医诊断为血管痉挛性头痛。经服用多种中西成药,效果不理想,求中医诊治。诊其脉弦细,舌质暗红有瘀斑,舌苔薄白,中医诊断瘀血阻络、上扰清窍,治以益气举阳、化瘀通络。给予桂枝茯苓丸加减。

处方:桂枝10g,茯苓20g,桃仁12g,牡丹皮12g,赤芍12g,黄芪15g,羌活10g,川芎6g,细辛3g。

5剂后症状减半,又进5剂,病告痊愈。随访1年未复发。

2. 失眠

失眠是指无法入睡或无法保持睡眠状态,导致睡眠不足。又称入睡和维持睡眠障碍,为各种原因引起入睡困难、睡眠深度过浅或频度过短、早醒及睡眠时间不足或质量差等,是一种常见病。失眠往往会给患者带来极大的痛苦和心理负担,又会因为滥用失眠药物而损伤身体。失眠的病因多种多样,如身体某些部分不适,也可作为独立疾患存在。不同性别、年龄、身体状况及用药史、社会和家庭环境、生活习惯和心理状态等都与失眠有关系。

失眠病的中医病名为"不寐",是以经常不能获得正常睡眠为特征的一类病证。多为情志所伤、饮食不节、劳逸失调、久病体虚等因素引起脏腑功能紊乱,气血失和,阴阳失调,阳不入阴而发病。病位主要在心,涉及肝、胆、脾、胃、肾,病性有虚有实,且虚多实少。治疗以补虚泻实,调整脏腑阴阳为原则。不寐在《黄帝内经》被称为"不得卧""目不瞑"。《素问·逆调论》记载有"胃不和则卧不安"。《伤寒论》及《金匮要略》认为其病因分为外感和内伤两类,提出"虚劳虚烦不得眠"的论述。病机为不寐的病位主要在心,与肝、脾、肾有关。基本病机为阳盛阴衰,阴阳失交。一为阴虚不能纳阳,一为阳盛不得入于阴。病理性质有虚实两面,肝郁化火、痰热内扰、心神不安为实;心脾两虚、心胆气虚、心肾不交,心神失养为虚,但久病可表现为虚实兼夹,或为瘀血所致。

医案精选

◎案

赵某,女,36 岁。患者失眠健忘 1 年余,尝服中西药无效,症状日渐加重。现每日睡眠不足 4 小时,遇事转瞬辄忘,生活不能自理,几成废人。月经久未来潮,少腹两侧皆有深压痛。舌暗红有紫斑、苔薄腻,脉弦数。予桂枝茯苓丸加味。

处方:桂枝 6g,茯苓、牡丹皮、桃仁各 12g,赤芍、白芍各 5g,酒大黄 9g,云南白药 3g(分冲)。

用药 2 剂,月经自下,再进 1 剂,排出恶血如注,并挟一鹅卵大污黑血块,查节育环存焉,至此,神疲思睡。

> 按 *失眠健忘虽以虚证多见,但也不乏实证者。本例患者月经久而未至,少腹双侧皆有深压痛,是瘀血内结之实证,瘀血日久化热,必成瘀热互结之局,治疗当活血祛瘀,泻热开结,故选桂枝茯苓丸方加酒大黄并冲服云南白药,药仅 3 剂,顽疾竟愈。*

3. 抑郁症

抑郁症又称抑郁障碍,以显著而持久的心境低落为主要临床特征,是心境障碍的主要类型。临床可见心境低落与其处境不相称,情绪的消沉可以从闷闷不乐到悲痛欲绝,自卑抑郁,甚至悲观厌世,可有自杀企图或行为;甚至发生木僵;部分病例有明显的焦虑和运动性激越;严重者可出现幻觉、妄想等精神病性症状。每次发作持续至少 2 周以上,长者甚或数年,多数病例有反复发作的倾向,每次发作大多数可以缓解,部分可有残留症状或转为慢性。

中医病名为"郁证"。郁证是由于情志不舒、气机郁滞所致,以心情抑郁、情绪不宁、胸部满闷、胸胁胀痛,或易怒易哭,或咽中如有异物梗塞等为主要临床表现的一类病证。郁证的基本病机为:气机郁滞导致肝失疏泄,脾失健运,心失所养,脏腑阴阳气血失调。病位主要在肝,但可涉及心、脾、肾。病理性质初起属实,日久属虚或见虚实夹杂。郁证初起,病变以气滞为主,常兼血瘀、化火、痰结、食滞等,多属实证。病久则易由实转虚,随其影响的脏腑及损耗气血阴阳的不同,而形成气血阴阳的不同,而形成心、脾、肝、肾亏虚的不同病变。

医案精选

◎案

某女,24 岁,未婚。1977 年 3 月 3 日初诊。1970 年 8 月感觉不舒服,心里郁闷,常有行动异常,被神经科诊断为郁证,住入休养所 4 个月,以后身体健康情况平稳。但 1974 年,抑郁又复发,再次住入休养所 3 个月。1976 年 4 月再次复发,住院 2 个月。出院后回家,但身体感觉不舒服,独自一人在室内,不想见人,不能工作。体格、营养一般,脸色稍红,有粉刺,脐旁、脐下有抵抗压痛,有显著的瘀血症状。月经不调,月经痛,常有腹痛和腰痛,失眠。大便 3 日 1 次,血压 120/70mmHg(16.0/9.3kPa)。治疗:针对瘀血引起的郁证,予桂枝茯苓丸加薏苡仁 5g、大黄 5g。服药后身体不适感逐渐消失,大便通畅,失眠消失,月经痛减少,能亲自操持家务事。服药 3 个月后有了工作的愿望,7 月起在附近的超级市场服务。开始有点担心,但工作 4 个月后没有缺勤一天,工作很愉快。腹部症状、体征也好转。语言反应同正常人没有什么区别。

4. 脑卒中

脑卒中(cerebral stroke)又称"脑血管意外"(cerebralvascular accident,CVA),是一种急性脑血管疾病,是由于脑部血管突然破裂或因血管阻塞导致血液不能流入大脑而引起脑组织损伤的一组疾病,包括缺血性和出血性卒中。缺血性卒中的发病率高于出血性卒中,占脑卒中总数的60% ~70%。颈内动脉和椎动脉闭塞和狭窄可引起缺血性脑卒中,年龄多在 40 岁以上,男性较女性多,严重者可引起死亡。出血性脑卒中的死亡率较高。脑卒中具有发病率高、死亡率高和致残率高的特点。脑卒中偏瘫最常见症状为一侧脸部、手臂或腿部突然感到无力,猝然昏仆、不省人事,其他症状包括突然出现一侧脸部、手臂或腿麻木或突然发生口眼歪斜、半身不遂;神志迷茫、说话或理解困难;单眼或双眼视物困难;行路困难、眩晕、失去平衡或协调能力;无原因的严重头痛,昏厥等。

脑卒中在中医学中属"中风"范畴。偏瘫是最常见的脑卒中后遗症,它是指一侧肢体肌力减退、活动不利或完全不能活动。偏瘫患者常伴有同侧肢体的感觉障碍如冷热不知、疼痛不觉等。中风偏瘫基本病机为本虚标实,本虚是指患者正气亏虚,即脏腑精气阴血之不足,标实是肝阳上亢之动"风"肾阴不足之虚"火",脾不健运之"痰(湿)",即指"风""火""痰"这三种病理产物壅盛以致血瘀之象。

医案精选

◎案

张某,男,58岁。1998年8月初诊。患者晨起后突感左侧肢体活动受限,伴语言不利。诊见左侧肢体肌张力降低,舌质暗红,苔黄厚腻,脉弦滑。头颅CT检查示脑梗死。辨证为瘀血、痰浊阻络,治以活血化瘀、化痰通络,予桂枝茯苓丸加味,并配合对症支持治疗,14天后基本痊愈出院。

按 脑梗死多发生于老年人,常因情志不畅、饮酒饱食等诱发。此类患者平素肝肾阴亏,阴虚阳亢,肾虚无以藏精化气而致元气不足,血行无力而瘀血内生,脏腑气机逆乱,挟痰挟瘀,分血痰浊瘀阻脑络而致肢体偏瘫,言语障碍,故治应活血化瘀、化痰通络。桂枝茯苓丸配合栝楼、黄芩、地龙、生大黄等清热化痰通络之品,共奏活血化瘀、清热化痰之效,促进患者康复。

5.三叉神经痛

三叉神经痛是最常见的脑神经疾病,以一侧面部三叉神经分布区内反复发作的阵发性剧烈痛为主要表现,国内统计的发病率52.2/10万,女性略多于男性,发病率可随年龄而增长。三叉神经痛多发生于中老年人,右侧多于左侧。该病的特点是:在头面部三叉神经分布区域内,发病骤发骤停,闪电样、刀割样、烧灼样、顽固性、难以忍受的剧烈性疼痛。说话、洗脸、刷牙或微风拂面,甚至走路时都会导致阵发性的剧烈疼痛。疼痛历时数秒或数分钟,疼痛呈周期性发作,发作间歇期同正常人一样。

三叉神经痛属于中医"面痛""面颊痛""偏头痛""厥头痛""齿槽风""颊痛"等范畴。早在《灵枢·经脉》就有"颊痛""颔痛""目外眦痛"的散在记载。中医学认为本病与"风"密切相关,其来去突然,且患病部位居于面部,符合风性善行数变、风为阳邪、易袭阳位的特点。本病的发病无外乎内因、外因。内因多为肝、脾、肾三脏功能失调,从而使气郁、火郁、湿阻、痰壅、风动之变由生,致邪阻经络或上犯清窍,则壅遏为痛;亦可因肝胃阴虚或脾虚血亏、脉络失养、不荣则痛。外因多为风邪挟寒、热、湿诸邪,侵犯经脉,阻遏脉络,不通则痛。从面部经络循行来看,三叉神经第二、三支的分布区与手足阳明、少阳经脉走行基本相吻合,尤其是阳明经脉,出入齿与口唇、面颊部,与三叉神经第二、三支疼痛更为密切。治法当遵守"实火可泻,郁火可发"的道理,故治疗中用清热泻火之剂直折其火。

医案精选

◎案

谢某,女,48 岁。1989 年 5 月初诊。自诉左侧面部疼痛 2 年余,病发如电击,疼痛难忍,某医院曾确诊为三叉神经痛。刻下:脉沉细。舌质淡紫,服卡马西平等仅能临时止痛。治以温经通络,化瘀止痛。给予桂枝茯苓丸加减。

处方:桂枝 10g,生白芍 30g,茯苓、桃仁、红花、牡丹皮各 15g,白僵蚕、全蝎各 9g,蜈蚣 3 条。服 3 剂,症略减。加细辛 4g。水煎服,每日服 1 剂。

连投 24 剂。患者颜面疼痛完全消失。随访 2 个月未再复发。

按 三叉神经痛因外邪侵犯(或)肝阴亏损,阳亢上激,致气血阻滞,上扰清窍而发。以桂枝茯苓丸为主,加用通络搜风、和营止痛之药,其痛可止,病即愈。

6.坐骨神经痛

坐骨神经痛是以坐骨神经径路及分布区域疼痛为主的综合征。坐骨神经痛的绝大多数病例是继发于坐骨神经局部及周围结构的病变对坐骨神经的刺激压迫与损害,称为继发坐骨神经痛;少数系原发性,即坐骨神经炎。病因多种多样。

本病属中医学"痹证"范畴。由于体质虚衰,肝肾不足,风寒湿邪乘虚而入,以致气血痹阻不通,筋脉失于濡养而发病。

医案精选

◎案

王某,男,54岁。2001年9月30日初诊。患者数天前劳累后感左下肢疼痛,后逐渐加剧,疼痛从臀部向下放射,麻木重着,行走困难,无外伤病史。舌淡苔白腻,脉弦滑。此脉络痹阻,拟活血通络、除湿止痛。给予桂枝茯苓丸加减。

处方:桂枝20g,茯苓、桃仁、木瓜、独活、杜仲各15g,牛膝、芍药各30g,延胡索15g,地龙12g。水煎服,每日1剂。

服药6剂后,疼痛缓解,再连服30余剂而愈。

按 本例患者由于体质虚衰,肝肾不足,风寒湿邪乘虚而入,以致气血痹阻不通。筋脉失于濡养而发病,用桂枝茯苓丸化裁以活血化瘀,温经通络,切中病机,速收良效。

四、消化系统疾病

1. 肝炎

肝炎是肝脏炎症的统称。通常是指由多种致病因素,如病毒、细菌、寄生虫、化学毒物、药物、酒精、自身免疫因素等使肝脏细胞受到破坏,肝脏的功能受到损害,引起身体一系列不适症状,以及肝功能指标的异常。由于引发肝炎的病因不同,虽然有类似的临床表现,但是在诊断及治疗等方面往往有明显的不同。肝炎多数指的是由甲型、乙型、丙型等肝炎病毒引起的病毒性肝炎。根据病因,可以分为病毒性、细菌性(如阿米巴)药物性、酒精性、中毒性、自身免疫性、非酒精性脂肪性等;根据病程长短,可以分为急性肝炎、慢性肝炎等;根据有无出现黄疸,急性肝炎可分为急性黄疸型肝炎和急性无黄疸型肝炎;根据病情轻重程度,慢性肝炎可以分为轻度、中度、重度等。不同病因的肝炎临床表现各异,常见症状包括食欲减退、腹胀、厌油腻食物、恶心、呕吐、易疲倦。在体征上,部分患者巩膜或皮肤黄染,发热,肝区隐痛、肝大、触痛,部分患者出现蜘蛛痣和肝掌,重型肝炎可见腹水、少尿、出血倾向和意识障碍、昏迷等。

中医学无"肝炎"类似病名,但根据其临床表现,黄疸贯穿于本病的始终,且多伴神志昏蒙之候。故可根据重型肝炎的临床表现及不同并发症,其可分属于中医的"急黄""瘟黄""血证"等病症范畴。对其病因病机的探讨《黄帝内经》首发其端,历代医家对本病的病因病机认识多宗张仲景之论,归纳其病因为湿热致病,病机为肝胆脾胃湿热。

医案精选

◎案

某男,39 岁。右肋胀痛 3 年,劳累后加重,并有口苦纳差,时而乏力便溏,查肝于肋下 1cm,上界正常,质软,触之患者有顶闷感,肝功能正常,曾服多种中成药,胁肋胀痛不减,舌苔白,舌质暗,脉弦涩。予以小柴胡汤加桂枝茯苓丸,5 剂后,胁肋胀痛消失,又连服 10 余剂,诸证除。追访半年,右胁胀痛未复发。

◎案

乔某,女,29 岁。纳差、乏力 1 个月余,伴呕恶、黄疸等症状,被诊断为病毒性肝炎急性期。皮肤、巩膜黄染,面色暗淡,畏寒倦卧,少腹冷痛,经闭数月,舌淡暗苔白,脉沉细无力。辨为瘀血内停,经脉闭阻。遂予桂枝茯苓丸加味。

处方:桂枝 12g,茯苓 20g,赤芍 15g,牡丹皮 15g,桃仁 15g,丹参 15g,乌药 15g,木通 9g。每日 1 剂,水煎服。

药服 3 剂,经血至,黄疸始退,余症渐解,调治半月,恢复正常出院。

按 桂枝茯苓丸为活血化瘀、除癥消痞之方,每每用于瘀血经闭,收效颇佳。血瘀经闭则身目发黄,少腹冷痛,用该方瘀血去,经脉通,则黄疸退,病能除。

2. 肝硬化腹水

肝硬化腹水是肝硬化失代偿期最为突出的临床表现之一。正常人腹腔内有少量游离液体,大约 50mL,对腹内脏器起润滑的作用。而当腹腔内的游离液体超过 200mL 时称为腹水。腹水的形成是慢性肝病自然病程的重要标志,提示肝硬化肝功失代偿,预后不佳。

中医没有肝硬化腹水的命名,根据其临床症状体征,属中医"鼓胀""积聚""黄疸"范畴。早在《黄帝内经》就有肝硬化腹水病证的相关论述,《素问·腹中论》云:"有病心腹满,旦食则不能暮食,此为何病? 岐伯对曰:名为鼓胀。"《灵枢·水胀》谓:"鼓胀何如? 岐伯曰:腹胀,身皆大,大与肤胀等也,色苍黄,腹筋起,此其候也。"其病来势缓慢,男性较女性多见,容易反复发作,与疫虫毒感染、酒食不节、黄疸、胁痛、积聚失治有关,情志不遂亦可诱发或加重。疫虫毒感染,感染肝炎病毒或血吸虫等疫毒、虫毒,未能及时治疗,内伤肝脾,脉络瘀阻,痰浊内生,日久可致积聚、鼓胀发生。酒食不节,饮酒太过,或嗜食肥甘厚味,损伤脾胃,中焦运化失职,升降失常,土壅木郁,肝失疏泄,气滞、血瘀、水湿三者相互影响,导致水停腹中,而成鼓胀。慢性病毒性肝炎、脂肪性肝炎、药物性肝炎、自身免疫性肝病和遗传代谢性肝病等引起黄疸、胁痛、积聚失治,肝、脾、肾俱损,气滞血瘀,水湿内停,气、血、水互结而成鼓胀。病机多为初起湿热瘀毒蕴阻中焦,肝失疏泄,气滞血瘀,进而横逆乘脾,脾失健运,水湿聚于腹中;久则及肾,肾关开阖不利,气化无权,水湿不化,则胀满更甚。病程晚期,肝、脾、肾俱虚,肾阳虚不能温煦脾土,则脾肾阳虚;或肾阴虚不能涵养肝木,则肝肾阴虚。终至肝脾肾亏败,气血水壅结更甚,病情危笃。鼓胀所涉及的脏腑主要是肝、脾、肾。肝失疏泄,脾失健运,肾失气化是形成鼓胀的关键病机。气滞、血瘀、水停是形成鼓胀的基本病理因素。病理特点为本虚标实。

医案精选

◎案

宋某,男,62 岁。1987 年 12 月 8 日初诊。主诉:脘腹胀满,鼻衄,下肢浮肿半年余。曾服水飞蓟素(益肝灵)、螺内酯、肌苷及维生素类药物试治 2 个月余无效,继用泻下攻逐之剂,病势不减,后求中医诊治。症见:面色晦暗,面、颈部散见蜘蛛痣,朱砂掌,巩膜黄染,脘腹胀大如鼓,测腹围 98cm,晚间胀甚难眠,络脉显露,鼻衄,两下肢浮肿,小便黄量少,口干苦不欲饮,纳差肢倦,形寒怕冷。舌质暗红,苔厚腻偏润,脉弦滑无力偏数。查肝功能:黄疸指数 15U,麝香草酚浊度试验 12U,硫酸锌浊度试验 28U,丙氨酸氨基转移酶 134U/L,总蛋白 51.3g/L(5.138％),白蛋白/球蛋白比1:1.8,B 超提示肝硬化腹水(＋＋＋),肝肋下 2cm。食道钡透:食管静脉曲张。经予桂枝茯苓鳖甲汤 40 剂后,自觉症状大减,唯下肢略有浮肿,复查:见黄疸指数 10U,麝香草酚浊度试验 12U,硫酸锌浊度试验 20U,丙氨酸氨基转移酶 80U/L,总蛋白 72g/L(7.2g)％,白蛋白/球蛋白比 1.4:1,B 超提示腹水消失。因恰逢春节,患者要求出院,后在门诊按原方略事加减,又进 1 个月告愈,至今体健。

3. 肝硬化

肝硬化顽固性腹水(KA)是指持续 3 个月以上,腹水量较大,对常规利尿方法失去反应,对水钠均不能耐受,血钠 <1 300mmol/L、尿钠 <10mmol/L、尿钠/尿钾 <1、自由水清除率 <1、肾小球滤过率和肾血浆血流量均低于正常的一组疾病。

肝硬化顽固性腹水属中医学"鼓胀"范畴,多由气滞、血瘀、脾虚失运、湿热蕴结等原因所致。鼓胀系临床重症,由于肝、脾、肾三脏功能失调,气、血、水瘀积于腹内,日久而成。

医案精选

◎案

某,男,69 岁。因患顽固性腹水 2 年,于 1989 年 3 月 14 日入院。入院时,双目有神,面色萎黄,形体消瘦,步履蹒跚,不欲食,口渴而饮之不下,大便溏泻,小便不利。舌质紫暗,脉弦数。腹大坚满,右胁下有一癥块,质硬,压之轻痛。B 超示:肝脏肿大,肋下 3cm,腹水。中医诊断为鼓胀。入院后,多方治疗无效,腹水时涨时消,遂选用桂枝茯苓丸加味治疗。

处方:桂枝 10g,茯苓 30g,牡丹皮 12g,桃仁 10g,赤芍 12g,红参 15g(另包,煎水兑入),厚朴 12g,牵牛子 12g,草苗子 10g。每日 1 剂。

2 剂之后,尿量明显增多,最多时为 4 700mL/d(入量为 2 500mL/d),一般为 3 000mL/d(入量为 2 000mL/d)。持续 1 周,腹水迅速消退。患者神情安和,食欲盛,腹部凹陷,癥块在胁下 3cm,质硬,压痛不明显。腹水消退 1 个月,未再复发,患者一般情况好,行走自如,于 1989 年 6 月 30 日出院。

　　按 鼓胀系临床重症,由于肝、脾、肾三脏功能失调,气、血、水瘀积于腹内,日久而成。该患者服本方前,之所以水邪难退,系纯用利水之品,不仅脾胃更加损伤,水津转输依然失常,水停腹中;而且对正虚邪实,水道阻塞,又有明显出血倾向的患者,易引起脉络破裂,导致上则吐血,下则便血,故病情多次反复。抓住肝脾血瘀、水湿泛滥的病机,采用活血化瘀、健脾利水之法,选用桂枝茯苓丸加味治疗。方中桂枝温阳通脉,活血化瘀;茯苓利水而不伤气能健脾,牡丹皮、赤芍、桃仁化瘀血、清瘀热;牵牛子既能泻水,又能利尿,使水湿从二便排除;红参大补元气,补虚健脾;厚朴理气消胀;草苗子泻肺平喘,利水消肿。桂枝、赤芍,一阴一阳,茯苓、牡丹皮,一气一血,调其寒温,扶其正气,诸药合用,共奏活血化瘀、缓消癥块、益气健脾、尽逐水邪之效,临床应用,效如桴鼓。

4. 肝囊肿

　　肝囊肿是一种常见的肝脏良性疾病。无症状的先天性肝囊肿十分常见,且常为多发,中年女性较多,常伴多囊肾。肝囊肿生长缓慢,多数患者无明显症状,仅在体检时被偶然发现。巨大的肝囊肿可出现明显的压迫症状。若合并感染,可出现畏寒、发热、腹痛等类似肝脓肿的症状。其主要临床表现随囊肿位置、大小、数目、有无压迫邻近器官和有无并发症而异。单纯性肝囊肿相对少见。约20%患者有症状,最常见的首发症状为腹围增大,其初发症状可始于任何年龄,但多发生在20~50岁。

　　肝囊肿属中医学"癥瘕""积聚"范畴,病程较长,多系肝郁气滞,湿浊虫积日久,导致气滞血瘀,气滞则胀,血瘀则痛,湿浊内阻则脘腹满闷。

医案精选

◎案

　　姜某,男,68岁。既往有血吸虫病史,曾经过多次治疗。半年前渐起右胁胀满,甚则疼痛。伴食欲减退,脘腹作胀,平卧时能扣及右胁下包块。查体:上腹部饱满,肝肋下1cm,质中,边钝,表面不平,剑突下偏右触及约7cm×4cm大小肿块。质软,边界清楚,表面光滑,脾肋下1cm。舌苔薄白腻,脉弦细。彩色超声波检查提示:右肝囊肿,8.0cm×4.0cm×3.0cm。给予桂枝茯苓丸加味。

处方:桂枝10g,茯苓15g,桃仁15g,牡丹皮15g,赤芍15g,柴胡10g,香附10g,郁金10g,浙贝母10g,皂角刺10g,泽泻10g,荔枝核10g,莪术10g,甘草6g。

嘱患者每周就诊。1周后诉病情好转,胁胀减轻。效不更方,守方继进,服药28剂,右上胁满明显好转,疼痛消失,食欲正常。B超复查右肝囊肿为6.0cm×3.0cm×2.0cm。原方根据患者病情酌情加减,续服28剂,右上胁胀满已消失,B超复查右肝囊肿已缩小至3.0cm×1.0cm×0.5cm。继服4周后停药,B超复查肝囊肿已消失。

按 桂枝茯苓丸具有活血化瘀、消癥散结之功。用本方治疗肝囊肿,取得一定疗效。肝囊肿多系肝郁气滞,湿浊虫积日久,导致气滞血瘀,气滞则胀,血瘀则痛,湿浊内阻则脘腹满闷。单纯使用桂枝茯苓丸,而忽略气滞湿阻为患,恐疗效欠佳。所以选用桂枝茯苓丸加味,在活血化瘀、消癥散结的同时,加以疏肝理气、化湿导滞。方中桂枝通血脉而消瘀血,助气化而行津液,一药而两攘其功,为君药;桃仁活血,茯苓渗湿。皂角刺散结,为臣药;桃仁、牡丹皮、赤芍、郁金凉血消癥,行气止痛,利水消肿,共为佐药;甘草调和诸药,为使药。全方共奏活血化瘀、化湿导滞、消癥散结之功。现代药理研究也证实,桂枝茯苓丸原方能改善微循环状态,增强机体免疫力,抑制慢性增生性炎症。

5.多发性肝囊肿

多发性肝囊肿是一种良性的病变,一般会合并其他器官性的囊肿,如多囊肾。囊肿一般都是先天存在的,可呈单独或多个状态存在。其囊肿边界比较清晰,内贮存囊液体内不易发现,可分布在肝脏的各个叶段,也可局限于肝胆内的小管。囊内液体成分随囊肿类型、大小及有无并发症而改变。多囊肝的囊液澄清,若囊内出血,则囊液呈棕或红色,如果并发感染,囊液可呈脓性。患者通常在40~50岁后才出现临床症状,与囊肿大小有关,主要为消化道症状,如消化不良、食欲减退、嗳气、恶心、呕吐和右上腹痛,但程度不重。继发感染后可出现寒战和发热。少见有巨大囊肿压迫胆总管或肝管出现黄疸的情况,可无阳性体征,部分患者可触及腹部包块。

多发性肝囊肿属中医学"癥瘕"范畴,系情志抑郁、气血凝瘀,感受寒湿,阴邪沉伏,留而踞之乃成。正气不足是本病发生的内在因素。

医案精选

◎案

严某,男,54岁,干部。1980年5月发现右上腹有一肿块,伴腹胀、脘闷、头痛,右胁隐痛。间或恶心欲呕,食后胃脘饱胀不适,大便稀,每日4～5次。当时忙于工作,未予注意。1981年自觉腹部肿物日渐增大,上述诸证日益加重,腹痛痞满,连及右胁,肝区疼痛明显,口苦纳差。同年6月1日在当地医院经B超、肝扫描检查,疑为多发性肝囊肿,给予护肝治疗(药物不详)。1984年年底,因病情加剧而赴上海第二军医大学求治。经检查,B超示多发性肝囊肿,肝扫描示肝内占位性病变。于同年11月16日在该院施行肝囊肿开窗引流术,术中发现肝脏表面满布大小不等囊肿数百个,左肝叶有一较大者约6cm×8cm,当即切除大部囊肿壁,开窗小囊肿20余个,吸除囊液,住院54天,症状缓解,带药出院。回家2个月后病情复发,诸证如故。在当地医院经中西医治疗年余未效,遂于1986年10月16求中医诊治。问诊:头昏,头痛,精疲乏力,脘闷腹胀,口苦纳差,恶心欲呕,腹痛痞满,连及右胁,心烦,睡眠不安,耳鸣不适,大便稀,小便清长。望诊:慢性病容,形体消瘦,面色无华,精神软弱,眼眶黛黑,发稀不荣,皮肤粗糙,右上腹膨隆,舌质紫暗,舌苔黄,中心稍厚腻。闻诊:语声低微。切诊:腹部膨隆,肝区压痛明显,拒按,脉弦细而涩。实验室检查:肝功能丙氨酸氨基转移酶、尿双胆均正常,甲胎蛋白(AFP)(-),超声波示肝内多发性囊肿。西医诊断:多发性肝囊肿。中医诊断:①癥积;②胁痛。证系肝失疏泄,脾失健运,湿浊羁留,经脉壅遏,脏腑失和,气滞血瘀,"留而踞之"所致,且久病不愈,气血耗伤,邪实正虚。治宜攻补兼施,始拟寓攻于补之法,投桂枝茯苓丸化裁。

处方:桂枝10g,茯苓30g,牡丹皮12g,桃仁10g,白芍10g,红参5g,黄芪30g,柴胡7g,泽泻12g,郁金10g,炮甲珠10g,刺猬皮15g。10剂,水煎服。辅以肌苷肌内注射,每日1次,口服二异丙胺(肝乐)、维生素C。

二诊(11月1日):服上药后自觉精神好转,腹部硬满、右胁胀痛减轻,大便成形,每日1～2次。脉弦细,舌苔薄黄。守方加麝香3分,党参易红参,嘱服15剂,西药照前法。

三诊(11月20日):腹胀、胁痛大减,头昏、纳差、耳鸣、心悸均好转,右上腹肿物日渐缩小,压痛减轻,体重增加3kg,二便调。舌质红,苔薄黄而润,脉小弦。拟寓补攻为治,予原方减郁金、牡丹皮、白芍,加泽兰、三七、白术、薏苡仁,藿香易麝香,30剂。西药肌苷改口服片剂,多种维生素易维生素C。

1987年1月16日复查B超,提示肝内囊肿液平面较3个月前减少1/3。嘱守方连服3个月。至同年五一前夕,患者症状基本缓解,在当地医院检查B超,肝内液平面基本消失,已恢复原工作月余,尚无不适。遂停用汤剂,改用逍遥丸、滇三七(每日2g)、多种维生素,坚持每日食用薏苡仁粥,以图缓功,巩固疗效,3个月后再次经当地医院复查,B超和有关项目均无异常,随访1年未见复发。

按 肝为风木之脏,体阴用阳,职司疏泄,遂其条达畅茂之机。治之当以理气为先,遣药宜以通络导滞为主。故拟用具有行气导滞、活血散瘀功效之桂枝茯苓丸为基本方,方中重用茯苓清淡渗利,通泄其气,以通为补;柴胡主散郁,疏肝调气,取其"木郁达之"之功;肝欲散,急食辛以散之。故以桂枝佐麝香,芳香鼓舞,取其辛温之性、走窜之力,化阳温脏腑,引药疏经络;更以刺猬皮之辛苦,亦疏亦泄,性善疏导,取其锐利之性破瘀导滞,行血止痛,开郁以宣通,入络以除痹,旨在散其瘀积;瘀之既成,必挟热为囊,方中茯苓、牡丹皮,一气一血,渗湿浊、清郁热,复以桃仁直捣巢穴,利湿降浊,破瘀消癥;白术、红参(党参)、黄芪、薏苡仁旨在补虚,扶其正气,培其资生之源,这与《金匮要略》所论"见肝之病,知肝传脾,当先实脾"和张仲景所倡"养正积自除"之说恰相吻合。本病的治疗迄今尚无理想的方法,采取中西结合的综合疗法效果较好,即在中医辨证论治的基础上配合肌苷、二异丙胺、齐墩果酸片和维生素等,旨在护肝,增强肌体的抗病能力,正是中医学整体观念的运用。本病疗程较长,来之渐去之亦渐。实践证明,贵在守方守法,持之以恒,只宜缓以图功,不可急于求成。

6. 多脏器囊肿

多脏囊肿,中医学虽无此病名,然其归属"积"的范畴,中医并对其病因病机早有详述。如《灵枢·百病始生》云"肠外有寒汁沫与血相抟,则并合凝聚不得散而积成矣",又云"凝血蕴里而不散,津液涩渗,著而不去,而积皆成矣"。金元时期,朱丹溪亦有"痰挟瘀血,遂成窠囊"之说。气机失调,水血互结是本病之病机。肝藏血,脾统血,若二脏功能失调,则血无所藏,无所统摄,则失行其常道。脾主运化,肾主气化。若二脏运化、气化功能失司,水湿泛滥,与失行常道而相搏,久聚凝滞,积成矣。

医案精选

◎案

刘某,男,68 岁。自诉腹中有包块 2 年,初双下肢浮肿,后渐及全身,屡用中药、西药物治疗无效。近 2 个月来,诸证逐渐加重。症见:全身浮肿,脘腹胀大,按之微痛,伴见心慌气短,乏力倦怠,舌体胖大,舌暗淡,有紫斑点,苔白滑而薄,脉沉涩。B 超检查报告:肝脏右叶见一约 10cm×12.6cm,右肾见一约 7cm×7cm 囊肿,脾脏见一约 7cm×5.1cm 囊肿。又在地区医院 B 超检查 2 次,结果同前。西医无特殊有效疗法而转中医。辨证属气机失调,水血互结之积。治以调畅气机,通阳利水,破血化瘀,消癥结。给予桂枝茯苓丸加减。

处方:桂枝、麻黄、牡丹皮、桃仁各 10g,白芍、茯苓、猪苓、白术、三棱、莪术各 12g,泽泻、大腹皮各 5g,茯苓皮、生薏苡仁、赤小豆各 30g。水煎服,每日 2 次。

8 月 18 日二诊:小便增多,浮肿渐消,前方加阿胶 10g,以防利水伤阴。

9 月 18 日三诊:浮肿全消,腹胀、腹痛消失,饮食增加,唯感心慌、乏力。守方加人参、五味子各 6g,麦冬 10g,以益气养阴。

10 月 18 日四诊:自觉腹中包块缩小,B 超复查:肝右叶囊肿约 7.2cm×8cm,右肾囊肿约 3.3cm×3cm,脾脏囊肿约 4.2cm×3cm。患者苦痛皆去,信心倍增,守方又服 2 个月后,将前方 3 剂用量研末,每次 6g,日服 3 次,温开水送下。复诊后诸证消失,自行停药。随访 3 年未见复发。

按 本案患肝、脾、肾多脏器囊肿病,临床报道鲜见。本病由渐而来,非朝夕所成,若治循常法,药不及病,犹杯水车薪,尚恐弗济。故临证抓住腹中结块、一身浮肿、舌暗淡有紫斑点、脉沉涩等特点,治以调畅气机,通阳利水,破血化瘀,消癥散积。采用复方消法。方中以《金匮要略》桂枝茯苓丸活血祛瘀,消散结;加三棱、莪术以增强破血祛瘀、行气消积之力;五苓散(茯苓、泽泻、猪苓、白术、桂枝)健脾渗湿,通阳化气利水;再加大腹皮、生薏苡仁、麻黄、茯苓皮以增强利水消肿之功。诸药相合,肝、脾、肾同治,气、血、水共调,标本兼顾,主方不变,审证增损,见效守方,稳妥收功。

7. 慢性胆囊炎

慢性胆囊炎指胆囊慢性炎症病变,大多为慢性结石性胆囊炎。本病可由急性胆囊炎反复发作迁延而来,也可缓慢起病。临床表现多为右上腹或上腹部不同程度的隐痛或刺痛,常伴有上腹饱胀、嗳气、恶心、呕吐等消化不良症状,过多高脂肪饮食或劳累后症状加重。

中医认为本病属"胁痛""胆胀""黄疸"等范畴。肝气不疏,脾失健运,湿热内生,热煎胆汁,或胆囊取石术后,寒热虚实俱存、上下内外均病为本病的病机特点。因其病机关键在于"不通则痛",故治疗当以"通利"为大法,包括清热利湿、活血化瘀、健脾益气、疏肝利胆、温阳行气等法。

医案精选

◎案

某女,50岁。10余年来胃胀满,反复发作,发则胁胀满,右肩胛不适,大便软,排之不畅,口苦而干,纳食差,胃中灼热,嗳气泛酸,舌暗,苔薄白,脉弦细涩。肝胆B超提示:慢性胆囊炎;血常规检查正常,予小柴胡汤合桂枝茯苓丸,连服10剂诸证悉除,又予加味逍遥丸合越鞠保和丸以善其后,追访半年未复发。

按 该例患者症见胁肋胀满,纳差泛酸,口苦而干,可用小柴胡汤,该方具有清解胆热、益气和胃、降逆止呕之功,可舒畅气机之郁滞,以达调和肝胃之目的。患者病发10余年,久病入络。脉虽见弦,然有涩象,舌质暗,此为瘀血之征,故配桂枝茯苓丸以化瘀滞,二方全用相辅相成,效如桴鼓。

8. 胃痛

胃痛又称胃脘痛,是以胃脘近心窝处常发生疼痛为主的疾患。历代文献中所称的"心痛""心下痛",多指胃痛而言。如《素问·六元正纪大论》说:"民病胃脘当心而痛。"《医学正传》说:"古方九种心痛……详其所由,皆在胃脘,而实不在于心也。"

胃痛是临床上常见的一个症状,多见急性胃炎、慢性胃炎,胃溃疡、十二指肠溃疡病,胃神经官能症。也见于胃黏膜脱垂、胃下垂、胰腺炎、胆囊炎及胆石症等病。本证中西医治疗药物颇多,患者或治疗心切,频繁更医,或掉以轻心,渐成痼疾,这也是临床寒热错杂证多见的一个重要原因。

医案精选

◎案

某女,52 岁。1994 年 1 月 22 日初诊。患慢性阑尾炎半年余,腹痛反复发作,伴食少纳呆,失眠健忘,口干但不欲饮,大便干结,静脉点滴抗生素效果欠佳,遂转中医治疗。查其舌暗,苔薄黄腻,脉弦而实,右下腹有压痛。证属瘀热互结,腑气壅实,治以祛瘀泻热,顺气通腑,给桂枝茯苓丸加味。

处方:桂枝、赤芍、白芍各 6g,茯苓 9g,牡丹皮、桃仁、薏苡仁、冬瓜仁各 12g,酒大黄、枳实各 10g。

6 剂腹痛减轻,纳眠转佳,继用原方 15 剂,腹痛不再发作。

按 肠痈腹痛,法当通,大黄牡丹皮汤最常用。但本例患者病已半年余,久病多瘀,脉证表明瘀热互结于里,阳明通降不利,瘀血内结,故选用桂枝茯苓丸加大黄、枳实等活血化瘀、泻热开结,取得了较为满意的疗效。

◎案

张某,男,35 岁。1988 年 3 月 25 日初诊。3 年前,因大量饮酒致胃脘部疼痛、呕吐,经输液等治疗呕吐止。但以后每至夜间胃痛,常因痛甚不能入眠,活动后可使疼痛减轻,白昼则如常人。曾几次做消化道钡餐及胃镜检查,无异常发现。长期服用胃必治、胃特灵等中、西药物,未见显效。刻诊:夜间胃痛,时发呃逆,喜热饮但不多,舌质暗、苔白腻,脉沉滑。此病因饮酒过多,伤及脾胃,运化不及,化生痰湿,病久入络,痰瘀结聚胃肠,困遏阳气所致。取桂枝茯苓丸加减。

处方:桂枝、茯苓、延胡索各 15g,赤芍、桃仁、白芥子、高良姜、白术各 10g,丹参 30g,浙贝母 6g,水煎服。每日 1 剂。

3 月 29 日复诊:服首剂,夜间胃痛即减。3 剂后疼痛消失,但仍时发呃逆,上方去延胡索,加枇杷叶 10g 以降气止呕,又 3 剂而痊愈。嘱其戒酒,随访半年病未复发。

9. 胃体息肉

胃息肉是指起源于胃黏膜上皮细胞凸入胃内的隆起性病变,是指胃黏膜表面长出的突起状乳头状组织,较小时常无明显症状,一般都是在胃肠钡餐造影、胃镜检查或其他原因手术时偶然发现。"息肉"这一名称通常只表示肉眼所观察到的隆起物。本病早期或无并发症时多无临床症状。有症状时常表现为上腹隐痛、腹胀、不适,少数可出现恶心、呕吐。合并糜烂或溃疡者可有上消化道出血,多表现为大便潜血试验阳性或黑便,呕血较为少见。位于幽门部的带蒂息肉,可脱入幽门管或十二指肠,而出现幽门梗阻。生长于贲门附近的息肉可有吞咽困难。

中医学无此病名,根据症状,当属中医学"胃痛"范畴。病因为饮酒伤阴,过用温燥之品,灼伤脾胃气阴,下及肾水,使胃液枯,气化不行,形成胃息肉。

医案精选

◎案

李某,男,47 岁。1988 年 7 月 14 日初诊。胃脘间断性疼痛已 10 年,加重 3 个月。10 年前曾因醉酒引起胃痛、吐泻,在某医院诊为急性胃肠炎,治疗后吐泻止,从此胃似痛非痛,常服理中汤及香砂养胃丸等药。近 2 个月来脘腹无休止隐痛,拒按,饥不欲食,嗳气,体倦乏力,舌稍淡,舌中光滑似镜,边见条点,脉弦滑无力。胃镜报告:萎缩性胃炎,胃体息肉。治以消实化癖,补中润脾胃。给予桂枝茯苓丸加减。

处方:桂枝 4g,牡丹皮、白芍、桃仁、玉竹、麦冬、生地黄各 9g,三棱、莪术各 5g,太子参 15g,炙黄芪 12g。水煎服,每日 2 次。

每次复诊,药略增减,共服中药 27 剂,症状均改善,胃镜报告:胃息肉已消失。

按 患者饮酒伤阴,温燥之品灼伤脾胃气阴,下及肾水,使胃液枯,气化不行,形成萎缩性胃炎及胃体息肉。用桂枝茯苓丸减渗湿之茯苓,加三棱、莪术祛胃中积痰;并入益胃汤滋润生津,服药不及 1 个月,积痰除,气阴复。

10. 神经性呕吐

神经性呕吐指一组自发或故意诱发反复呕吐的精神障碍,呕吐物为刚吃进的食物。该病不伴有其他的明显症状,无明显器质性病变,多数无怕胖的心理和减轻体重的愿望,少数患者有害怕发胖和减轻体重的想法,但体重无明显减轻。本病女性比男性多见,通常发生于成年早期和中期。神经性呕吐常与心理、社会因素有关,通常在紧张、心情不愉快、内心冲突等情况下发生。部分患者个性具有以自我为中心、易受暗示、易感情用事、好夸张做作等癔症样特点。一般在进食后呕吐,无明显恶心及其他不适,以后在类似情况下反复发作。呕吐患者否认自己有怕胖的心理和要求减轻体重的愿望,对自身的健康很关心,常常在呕吐后进食,甚至边吐边吃,呕吐不影响下次进食的食欲。患者因总的进食量不减少,故体重无显著减轻,体重常保持在正常体重的80%以上。无内分泌紊乱等现象。

呕吐是胃内容物反入食管、经口吐出的一种反射动作。其病机为胃失和降,胃气上逆,发生呕吐。

医案精选

◎案

杨某,女,24 岁。1996 年 9 月 12 日初诊。主诉:食入即吐 10 个月余。10 个月前不明原因出现饮食入胃即吐,无论何种食物皆然。曾反复在多家医院求诊,均以"神经性呕吐"治疗,先后住院 3 次,中药、西药均不能达到止吐目的。症见:形体瘦弱,面容枯槁,肌肤甲错,神情淡漠,饮食入胃即吐,口唇干,舌质红而干、苔薄,脉弱。细询既往,夏日时不慎跌倒,伤及腰部,经服三七片呕吐亦稍见效,既之复然。按说食入即吐常以胃火论治,而此患者在服用活血剂后能奏效一时,可见并非胃火,即以瘀血积于胃络论治,方以桂枝茯苓丸合丹参饮加减。

处方:桂枝9g,桃仁、茯苓、赤芍、刘寄奴、牡丹皮、佛手各10g,檀香3g,丹参、天花粉、山药各15g,土鳖虫、文术各6g。3 剂,每日 1 剂,水煎服。

药后自诉呕吐稍减,可嚼食少许蛋糕。继用前方 3 剂,已每日可食蛋糕两许,仍不能进食其他食物。守方再服 6 剂,已能食少许蔬菜,蛋糕每日可食 6 两,此乃胃气渐复,嘱尽量饮以稀粥和菜泥,以滋养胃肠,前方去牡丹皮、檀香,加阿胶15g、石斛12g、麦冬10g,6 剂。药后汤饮渐能入胃,继用 1 周痊愈。

按 瘀血所致的疑难病证,有时单凭脉证尚难分辨,细询病史非常重要。综观呕吐之病因,尚未见血瘀之论。本例屡用中药、西药,唯三七曾取效一时,可知胃络血瘀不可置疑。据此,用桂枝茯苓丸收效。综观全局,乃为详问病史之一得。

11. 溃疡性结肠炎

溃疡性结肠炎是一种病因尚不清楚的结肠和直肠慢性非特异性炎症性疾病,病变局限于大肠黏膜及黏膜下层。病变多位于乙状结肠和直肠,也可延伸至降结肠,甚至整个结肠。病程漫长,常反复发作。本病见于任何年龄,但 20~30 岁最多见。溃疡性结肠炎的初期表现可有许多形式。血性腹泻是最常见的早期症状。其他症状依次有腹痛、便血、体重减轻、里急后重、呕吐等,偶尔表现为关节炎、虹膜睫状体炎、肝功能障碍和皮肤病变。发热则相对是一个不常见的征象,在大多数患者中本病表现为慢性、低恶性,在少数患者(约占 15%)中呈急性、灾难性暴发的过程。这些患者表现为频繁血性粪便(可多达 30 次/天)和高热、腹痛。

中医无溃疡性结肠炎病名,据其临床表现应归属于中医学中医内科"泄泻""痢疾""便血""肠风"或"脏毒"等范畴。本病主要病变在于脾胃与大小肠,而与肝肾关系密切。而脾虚、湿盛是导致本病发生的重要原因。外因与湿邪关系最大,内因则与脾虚关系密切。

医案精选

◎案

陈某,女,32 岁。1984 年 2 月入院。患者腹痛、泄泻反复发作 5 年,近来病情加重。便前伴腹痛、寒战,每日数次至 10 余次。大便呈稀水状,无恶臭。西医检查:腹平软,未触及包块。大便常规及培养无阳性发现。S 型超声波检查:降结肠内膜回声增强且模糊,提示炎症改变。钡灌肠检查提示为:慢性溃疡性结肠炎。曾先后采用痛泻要方、健脾汤、温脾汤、参苓白术散、附子理中汤等治疗均无显著改善。5 月 3 日中医会诊:见患者形体尚丰,性格爽朗,舌质略紫,脉弦中有涩,素有月经不调痛经史。辨证认为本证病机为气滞血瘀,壅阻肠道,致传化失常。投桂枝茯苓丸方。

处方:桂枝、赤芍各15g,茯苓30g,红花(代桃仁)、牡丹皮各10g。

首剂服下腹痛即减,3剂后腹痛基本消失,仅便时稍有腹痛,已无寒战,5剂后症状全失。

按 桂枝茯苓丸治痛泻证,尚少见报道。细察患者舌质略紫,脉弦中有涩,左下腹虽无硬块,却拒按,何况病延八载,久病鲜有不瘀。据上述病因病机,用桂枝茯苓丸颇为合拍。可见,痛泻一证并非尽属脾虚木旺。

12. 慢性非溃疡性结肠炎

慢性溃疡性结肠炎是一种以直结肠的表浅性、非特异性炎症病变为主的疾病。本病以直肠、结肠黏膜的非特异性炎症改变为病理特点,临床主要表现为腹痛、腹泻、黏液样血便,或有便秘、腹胀等消化道症状,常反复发作、缠绵难愈。

慢性溃疡性结肠炎属中医学"肠澼""肠风""泄泻""血证(便血)"等范畴。主要由饮食不节(洁),或过食生冷、辛辣厚味,嗜好烟酒,或情志失调,损伤脾胃,湿浊内生,化生湿热,下注肠道,致使脾胃升降失调,胃肠传导、泌别清浊之职失司,水谷精微不能正常输布,肠道脉络受损,肉腐血败而成,属寒热错杂、虚实并见之症。故治以补泻兼施、寒热并用,祛邪不忘扶正,扶正不忘祛邪,邪正兼顾,以平为期,才能使气血调畅,血脉冲和,邪去正安。

医案精选

◎案

刘某,女,35岁。2000年10月21日初诊。患者腹痛、泄泻反复发作5年。腹痛以脐周为甚,疼痛拒按,腹平软,未触及包块,大便常规及培养未发现阳性改变。经钡剂灌肠及纤维结肠镜检查,确诊为慢性非溃疡性结肠炎。曾用多种西药治疗未见明显疗效。近几个月来病情加重。大便溏稀,每日4~6次,每次大便前腹痛加剧,痛则即泻,泻后痛止。先后用痛泻要方、参苓白术散加减治疗均未见明显疗效。患者诉有痛经史,其舌质暗红,苔薄白,脉弦涩。辨证认为本证病机是气滞血瘀,壅阻肠道,大肠传化失常,发为泄泻。治以祛瘀行湿,扶脾理气,方用桂枝茯苓丸加味。

处方:桂枝 10g,茯苓 20g,赤芍、桃仁各 15g,牡丹皮 10g,白芍 15g,薏苡仁 20g,木香 10g。

服药 10 余剂,诸证基本消失,后增入四君子汤,调治 1 个月而痊愈,经随访 1 年未见复发。

按 桂枝茯苓丸本以治疗妇人素有血瘀症块之疾,属活血化瘀之剂,其治疗痛泄较为少见。本例痛泻,虽经使用调肝理脾、健脾益气之方,但未能获效。结合患者腹痛拒按,舌质暗红,脉弦涩,痛经,以及本病持续 5 年之久,久病必瘀。认为血瘀湿阻为其病机关键,故反以桂枝茯苓丸祛痛,加白芍止痛、薏苡仁燥湿、木香理气,而获良效。可见痛泻一证并非均属肝旺脾虚之证,当以辨证为依据。

13. 便秘

便秘是临床常见的复杂症状,并不是一种疾病,主要是指排便次数减少、粪便量减少、粪便干结、排便费力等。便秘常表现为:便意少,便次也少;排便艰难、费力;排便不畅;大便干结、硬便,有排便不净感;便秘伴有腹痛或腹部不适。部分患者还伴有失眠、烦躁、多梦、抑郁、焦虑等精神心理障碍。西医治疗多用润滑剂导泻治疗。

便秘在中医内科学中属于脾胃系疾病,而不仅仅是疾病发生发展过程中出现的临床症状。便秘,在中医历代文献中有诸多称谓。《黄帝内经·素问》称"后不利"和"大便难",即是指此病。汉代张仲景《伤寒论》称"不大便",《金匮要略》有"脾约"之名。唐代孙思邈在《备急千金要方》中除提到"大便难"以外,又有"大便不通"之称,两种提法是为区别便秘轻重程度不同。宋代朱服《类证活人书》中载有"大便秘",此名即与现代中医所称的"便秘"很接近。《丹溪心法》有"燥结"之称,虞传《医学正传》则称之为"大便燥结"。清代沈金鳌《杂病源流犀烛》最早称为"便秘",沿用至今成为现代临床公认的病名。古籍中对便秘的称谓繁多,有的篇名与书中的论述称谓也不相同,称谓虽异,终指便秘。纵观历代医家对便秘病因病机的认识十分丰富,每个历史时期、每种流派都有其侧重。《黄帝内经》认为,便秘与脾胃、肾、大肠密切相关,其病机变化为脾虚气逆,胃肠留热,肾水枯涸,并将大便不适列为"五实",属"肾实"的范畴。

医案精选

◎案

刘某,女,26岁,1988年7月初诊。患者诉2个月前时值经期患"风热乳蛾",愈后即感大便秘结,甚则7日一行,坚硬难下,经服果导片、小承气汤、麻子仁丸等通而复稚,初诊时大便已5天未解,矢气频转,口渴不欲饮,舌质紫暗有瘀点。苔黄腻,脉细涩。辨证为瘀热互结,大肠气滞,腑气不通。用桂枝茯苓丸加味。

处方:桂枝10,茯苓15g,牡丹皮10g,赤芍10g,桃仁15g(冲),酒大黄15g。

服药2剂后排出多量算盘子样大便,腹胀满消失。后以本方加火麻仁继服1周,另嘱早、晚冲服生蜜1次,诸证悉除。

按 便秘一症,多从热积、气滞、津亏、寒凝4个方面着手论治。本案虽源于热性病后,但因值经期,与一般热积有别。观其脉症,乃由于热与血搏,瘀热互结阻碍肠道传导而致。故治时紧扣瘀热两个环节,用桂枝茯苓丸化其瘀,酒大黄泄下瘀热,这样证理相符,见效亦速。

◎案

李某,男,30岁,2007年3月19日初诊。自诉1周前被小石块击伤脐部,当时无其他不适,仅见脐右侧有大如鸡蛋的青紫块,翌日晨起觉脐周疼痛,排大便较难。服消炎止痛药及外用正骨水使瘀斑消散,但腹痛、大便难不减,某个体医生给予酚酞(果导)片及润肠通便中药疗效不佳。诊时腹部微隆,触之有块,痛甚,数日未解大便,纳差,舌边有瘀点,脉沉细涩。此乃瘀血结于肠腑,腑气不通所致。治以化瘀通腑。药用桂枝茯苓丸加味。

处方:桂枝、茯苓、牡丹皮、桃仁、赤芍、酒大黄、枳壳、延胡索、何首乌、当归、郁李仁、甘草。

服药2剂,排出黑色大便10余枚,腹痛减轻,食量增加;再服2剂,症状消失若无。

按 本案为飞石击中腹部,以致肠腑瘀血,腑气不通,药用桂枝茯苓丸加味治之。方中桂枝、茯苓、牡丹皮、桃仁、赤芍、酒大黄活血化瘀;枳壳、延胡索理气止痛;何首乌、当归、郁李仁润肠通便;甘草调和药性。诸药相配,使瘀血祛、腑气通,则病痊愈。

五、泌尿系统疾病

1. 慢性肾炎

慢性肾炎即慢性肾小球肾炎的简称,系指多种原因引起的不同病理类型的双侧肾小球弥漫性或局灶性炎症改变的一组原发性肾小球疾病的总称。以蛋白尿、血尿、水肿、高血压及肾功能减退为临床基本特征。

根据其临床表现,本病多属于中医学"水肿""虚劳""腰痛""血尿"等范畴。《黄帝内经》就提出了"水肿"的治疗原则,经过2 000多年的发展,对于该病的认识和治疗积累了宝贵的经验。中医药工作者在长期的临床实践和大量病案积累总结中,发现本病的综合治疗即中西医药物治疗、饮食调控、摄生调养、心理调节等,是提高临床疗效的最佳途径。近几十年来,中医治疗慢性肾炎有了很大的进展。这些成绩的取得,得益于中医辨证的整体性,就是不孤立地治疗肾病,将其视作机体阴阳失调的一种反应,从总体上把握阴阳虚实的变化,抓住具体病机,有针对性地治疗,这是中医治疗的特点,也是收效的关键所在。中医药治疗慢性肾小球肾炎的临床研究很多,在治疗慢性肾炎上已经显示出很大的优势,它不但对于疾病本身具有不可替代的作用,而且配合西药治疗,在降低西药副作用方面也疗效显著,明显弥补了西药治疗该病的不足,具有极大的发展前景。

医案精选

◎案

唐某,女,32岁。2002年3月5日初诊。患者眼睑、双下肢浮肿,反复发作2年余。现见眼睑、双下肢轻度浮肿。头晕眼花,面色萎黄,手脚麻木,经期错后,经至腹痛,月经量少、色暗有块,舌质淡、舌边尖有瘀点、苔薄白而腻,脉细涩。实验室检查:尿蛋白(+ + +),血尿素氮20.3mmol/L,血肌酐156.3μmol/L。西医诊断为慢性肾炎普通型。中医诊断为水肿。证属血虚瘀停,水湿不行,外滥肌肤;

治以化瘀利水,养血和血。方选桂枝茯苓丸加味。

处方:桂枝15g,茯苓20g,桃仁15g,牡丹皮10g,赤芍、当归各15g,熟地黄20g,木香10g,川芎15g。

连服15剂后,水肿基本消失,余症均明显减轻;尿蛋白(-),肾功基本正常。再以桂枝茯苓丸加阿胶,诸药各等分,共为末,炼蜜为丸,每次9g,每日2次口服,连用1月余,诸证消失,尿蛋白(-)。随访1年,水肿未见复发,复查尿常规3次,尿蛋白均未检出。

按 慢性肾炎属中医学"水肿"范畴,其病机复杂,有多种治法。本例病机关键在血瘀停水。血瘀下焦,经脉痹阻,肺、脾、肾及三焦的气化失司,津液输布障碍,停蓄体内,溢于肌肤,而为水肿;并兼瘀胜血虚,脾虚停湿。治以化瘀利水,养血和营。以桂枝茯苓丸合四物汤治之,瘀水同治,使瘀去水行,血生脾运,化瘀养血治其本,利水健脾以除其标,诸证得愈。

2.肾功能不全

肾功能不全是由多种原因引起的肾小球严重破坏,使身体在排泄代谢废物和调节水电解质、酸碱平衡等方面出现紊乱的临床综合征。分为急性肾功能不全和慢性肾功能不全。预后严重,是威胁生命的主要病症之一。

本病一般属于中医学"关格""癃闭"等范畴,涉及肾、肝、心、脾等多个脏腑,其病机为肾虚、血瘀、湿毒。

医案精选

◎案

某,女,29岁。1987年因蛋白尿经肾活检诊断为IgA肾病。同年11月经用五苓散、白虎加人参汤等治疗,肾功能稳定,以后未坚持治疗。1992年2月因合并急性支气管肺炎,使肾功能不全加重而再次就诊。4月13日因肾功能不全进一步加重〔血肌酐(Cr)247.52μmoL/L,血尿素氮(BUN)7.14mmol/L〕及高血压而住院,给予饮食疗法及降压治疗。从住院第10天开始给予甲泼尼松龙(PSL)10mg/d。因蛋白尿无减轻,从住院第18天开始连续3天给予甲泼尼松龙(1g/d)。住院第30天依据临床表现将住院最初给予的柴苓汤改为补中益气汤,其后又并用桂枝茯苓丸加红花、大黄,肾功能明显改善。住院第 108 天,血肌酐 238.68mmoL/L,血尿素氮9.282mmol/L,甲泼尼松龙减量至 20mg/d。住院 110 天出院。门诊随访,身体状况良好。

◎案

王某,男,65 岁。1998 年 9 月初诊。患者于 1985 年被确诊患 2 型糖尿病,1997 年出现尿蛋白、血肌酐、尿素氮等轻度增高。今症见面色白,面部虚浮,下肢轻度浮肿,按之凹陷,畏寒,精神疲乏,腰酸,口淡不渴、纳谷不丰,便溏,夜尿增多,脉沉细数,重按无力,舌淡胖、苔薄白。血压20/12kPa,尿蛋白(++),血肌酐 1 891μmoL/L,血尿素氮 20mmoL/L,双肾 B 超检查未见异常。治以温阳利水、化瘀泄浊。给予桂枝茯苓丸加减。

处方:炙桂枝、牡丹皮、赤芍、白芍、桃仁各10g,茯苓皮、生黄芪各30g,炒白术、炒地龙各12g,车前草、生薏苡仁各20g,制大黄28g。原用降糖药续服,再加用百令胶囊 4 片,每日 3 次。

服 28 剂后,肿消,畏寒等症好转。黄芪加至 40g,制大黄加至 5g,续服 1 个月余复查:尿蛋白(+),血肌酐 107μmoL/L,血尿素氮 12.7mmoL/L。再用上方去白术、车前草、薏苡仁,加淫羊藿 15g,丹参 15g,山茱萸 12g。至 1999 年 2 月,共复查 4 次,血肌酐均正常,血尿素氮正常或轻度偏高,尿蛋白(+++)。

3. 肾病综合征

肾病综合征(NS)可由多种病因引起,以肾小球基膜通透性增加,表现为大量蛋白尿、低蛋白血症、高度水肿、高脂血症的一组临床症候群。分为原发性、继发性和遗传性三大类,原发性 NS 属于原发性肾小球疾病,有多种病理类型构成。NS 最基本的特征是大量蛋白尿、低蛋白血症、(高度)水肿和高脂血症,即所谓的"三高一低"。

本病主要可以归属于中医学"水肿"范畴。根据其临床症状的不同,亦与"尿浊""腰痛""虚劳"等相关。近几十年,结合现代医学,中医学对 NS 病因病机的认识有了进一步的发展,在一般西医治疗的基础上,辨证应用中医药,在改善患者症状、降低复发率、降低激素的不良反应、提高患者生活质量上取得了很大的成效。本病总属本虚标实,本虚指肺、脾、肾三脏虚损,且三脏之中,脾失健运最为关键,脾主中焦,职司运化水谷精微和水湿,为水之堤防,若脾土虚不能克肾水,则水湿停留即成水肿。脾为转枢之脏,升清水液,上输于肺,若脾虚不能升清,则肺失其宣发肃降之功,各道不利,水溢肌肤而为水肿。标实指湿热、血瘀、痰浊等因素,而瘀血作为本病的重要病理产物,同时亦是加重病情的继发因素。

医案精选

◎案

韩某,男,38岁。患水肿病10年。刻诊:全身浮肿,伴腹水,阴囊肿大,面唇色暗,皮肤粗糙,肢体困重无力,舌淡胖、苔白润,舌底络脉粗黑,脉沉涩。B超提示:双肾弥漫性损伤、腹水大量。尿蛋白(+ +),白细胞(+)。诊为肾病综合征,证属血瘀水停。给予桂枝茯苓丸加减。

处方:桂枝10g,茯苓30g,牡丹皮、桃仁各10g,赤芍15g,泽泻、生姜皮、水蛭各10g,益母草、白花蛇舌草各30g,党参15g。水煎,每日1剂,分2次服。

10剂后,水肿消退,继服24剂,水肿全消。B超示:腹水消失。

按 桂枝茯苓丸具有通阳利水、活血化瘀的作用,适用于"因水病血"或"因血病水"、水血互结的水肿。本方用于治水肿,似与《金匮要略》治病不同,实属异病同治。方中桂枝、茯苓通阳利水,牡丹皮、桃仁、赤芍活血化瘀。具体应用时可加泽泻、生姜皮以增强其利水之功,或加水蛭、益母草以增强其化瘀之力,则疗效更为显著。

4. 泌尿系结石

泌尿系结石是泌尿系统常见疾病之一。临床主要表现为肾绞痛,尿线中断,或尿频、尿急、尿痛,甚出现小便带血。现代医学认为尿路结石成因复杂,是由于某些自然条件、社会条件,以及这种条件影响下的食物生产和分配等外界因素,通过某些生理异常因素作用,形成尿中晶体物质浓度升高或溶解度降低,呈过饱和状态,析出固体沉淀成核,然后在局部生长,聚集成为结石。

本病属于中医"石淋""血淋""热淋"范畴。中医学认为,尿路结石乃外感湿热或过食膏粱厚味、辛辣炙烤、肥甘酒热之品,损伤脾胃,致运化失常,湿热内生,流注下焦,尿液受其煎熬,日久浓缩成为砂石,砂石不能随尿排出而形成。正如华佗《中藏经》所述"虚伤真气,邪热渐强,结聚而成砂。又如以水煮盐,火大水少,盐渐成石之类""非一时而作也,益远久乃发,成即五岁,败即三年,壮人五载,祸必至也"。说明中西医学在结石的形成认识上有着惊人的一致性。

医案精选

◎案

潘某,男,60岁。1982年11月20日就诊。患肾结石6年,右腰部疼痛24小时,曾因右肾结石于6年前在中医科住院3个多月,因无结石排出而出院,出院后曾屡服中药,仍无明显疗效。观其所服诸方皆以清热利湿为主,此次发病于24小时前,晨起跑步时感腰部疼痛阵作,即在单位卫生室给予阿托品及哌替啶肌内注射,疼痛稍缓后来本科求治。X线拍片显示:右肾下结石(约0.5cm×1.9cm),并右肾积水。检查:患者精神萎靡,面色无华,口味酸臭,舌淡,舌苔黄腻,脉滑数。不应按单纯的湿热内蕴煎熬成石而施清热利湿、化石通淋之剂,此乃气化无力、尿浊沉积、日久化热、湿热内蕴而成石,治宜通阳化气、化瘀除石,兼以清利湿热之剂。遂用桂枝茯苓丸合石韦散化裁。

处方:桂枝15g,茯苓15g,赤芍15g,牡丹皮15g,桃仁5g,石韦15g,滑石15g,冬葵子15g,车前子15g,瞿麦15g,木通10g,甘草10g。

水煎服,每日1剂,分2次服,服后20分钟原地跳跃10分钟。服药22剂后,排出1枚约花生仁大小的咖啡色釉皮样结石,表面光滑明亮,再行X线拍片:未见结石及积水。

按 桂枝茯苓丸一方曾被多家理解为活血化瘀及化瘀除湿之剂。根据其组成,本方除具有化瘀作用外,方中桂枝通阳化气,茯苓扶正固本,牡丹皮、桃仁、赤芍活血化瘀,诸药合用,使阳气通畅而得行,瘀去又不伤正,故为治疗气化无力而致瘀积之良方。用量方面,应遵古训,诸药等量而用。石淋多为湿热蕴结、尿液煎熬所致,临床医者多投清利湿热之剂,肾气不足,气化无力,尿浊瘀积,日久化热入络而尿血,因肾瘀,水之下源不通,积于肾而致肾积水。故临证千变万化,皆因气化不利而致,故应用桂枝茯苓丸效果显著,诸证得除。结石多由肾气不足,气化不利,使尿浊结而成石。但临床不宜使用补肾气之金匮肾气丸、右归丸等,因既已成石,必然瘀滞已久,难免化热结湿,而内蕴湿热,服上药必助热恋邪,使湿热更甚,诸证愈重,故非通阳化气、祛瘀化石之品不行。结石证多见血尿,有的医者见血尿则不敢通瘀行滞,而本证的血尿与"所以血不止者,其癥不去故也,当下其癥,桂枝茯苓丸主之"所指是非常相似的,理应使石去肾安,血方止,否则是徒劳的。因而在应用桂枝茯苓丸治疗石淋时,所有血尿证者,除甚者,应少止血,反而将通窍之品增量,多能在短期内使痛消血止。通观石淋一证,除并发肾积水者不难诊为肾气不化外,多数患者无明显肾气不足、湿热蕴积证,此类患者皆属肾气不足而致结石。因为年龄、营养条件或其他因素而使其虚证不显著,故均应投以通阳化气之品,若投清热利湿、化石通淋之品,则收效不著,且复发率甚高,此乃肾气未复之故也。

◎案

李某,女,39岁。1994年8月15日急诊入外科住院。1994年8月19日中医会诊:患者呈急性痛苦病容,形体瘦弱,左下腹绞痛,呈阵发性。并向会阴部及大腿内侧放射,左下腹疼痛拒按,左肾区扣击痛,舌淡、苔白腻,脉弦滑。3年前曾有类似病史,尿分析:蛋白(+),红细胞(+++)。1994年8月17日腹部平片示:左侧输尿管膀胱入口处可见0.3cm×0.5cm二结石影,诊断:左侧输尿管下端阳性结石。入院后西医曾以抗感染治疗。遂用桂枝茯苓丸加减。

处方:桂枝15g.赤芍15g,牡丹皮15g,桃仁15g,石韦15g,瞿麦10g,郁金15g,滑石10g,金钱草50g,海金砂15g,车前子15g,白芍15g,甘草15g。水煎服,每日1剂,2次分服,嘱其服药20分钟后,原地跳跃10分钟以利结石下行排出。

服药3剂后,诸证减轻,腹痛消失。同年8月25日查尿分析正常,继服上方5剂,于8月29日复查腹部平片,结石影消失,共服8剂,诸证消失,痊愈出院。

按 石淋病因不同,因此不能单用一法一方治疗,必须根据病情而辨证治疗。近年来,用桂枝茯苓丸为主加味治疗泌尿系结石及肾积水,属肾气不足、气化不利、尿浊沉积成石之本虚标实证,取得了病程短、疗效明显的效果。此方曾被多家认为有活血化瘀之效,其实尚有扶正通阳、化气利水之功,方中桂枝能通阳化气,扶正利水;牡丹皮、桃仁、赤芍活血化瘀,诸药同用,使阳气通畅,水湿得以正常运行,气行则血行,血行则瘀去,再配以排石之品,结石去肾积水亦随之消失。

5.输尿管囊肿

输尿管囊肿是输尿管末端的囊性扩张。胚胎发育期输尿管与尿生殖窦之间的隔膜未吸收消退,形成输尿管口不同程度的狭窄,也可由输尿管末端纤维结构薄弱或壁间段的行径过长、过弯等因素引起,经尿流冲击后形成囊性扩张突入膀胱。临床上早期可无症状,常在诊断重肾畸形时始被发现。

输尿管囊肿,中医学无此病名,据临床症状,本病属中医学"癥瘕""积聚"范畴,多因脏腑气化功能失调、痰湿凝滞、瘀血稽留、气滞络阻而成。

医案精选

◎案

王某,男,42岁。因左下腹持续性疼痛、阵发性加剧6天,在某医院多次肌内注射阿托品、哌替啶,终痛不能缓解而转入我科。入院查,急性痛苦貌,弯腰弓背坐立不安。左下腹压痛(+),左侧肾区叩击痛(+)。舌质紫暗、苔白厚腻,脉弦滑。B超检查示:左肾中度积水。静脉肾盂造影:左肾肾盂、肾盏及精尿管不显影。膀胱镜检查:左侧输尿管口可见一约3cm×3.5cm大小囊状物,精尿管口欠清晰。诊断为左侧输尿管口囊肿。中医辨证属痰瘀凝滞,经络病阻。治以行气活血,化瘀通络。给予桂枝茯苓丸。

处方:桂枝12g,茯苓12g,牡丹皮12g,桃仁12g,芍药12g。共服10剂。

B超复查:左肾积水消失。左肾逆行造影:左肾盂、肾盏及精尿管全程显示良好,形态规则,未见梗阻与破坏征象。膀胱镜复查:左侧输尿管口清晰,囊肿消失。随访3年未见复发。

按 桂枝茯苓丸因具有活血化瘀、消痛之功,用于治疗男性输尿管囊肿,均获满意疗效。方中桂枝辛温善行,入气分亦入血分,入气分则通阳化气以除湿化痰,入血分则温通血脉以活血消痛;茯苓祛痰利水,以助桂枝除湿化瘀之功,二药合用,入阴通阳;牡丹皮、桃仁破血祛瘀,消癥散结,助桂枝通血脉、化瘀滞;芍药缓急止痛。全方共奏祛瘀消痛之功。

6.尿痛

尿痛是指排尿时感到尿道、膀胱和会阴部疼痛。其疼痛程度有轻有重,常呈烧灼样,重者痛如刀割。尿痛常见于尿道炎、前列腺炎、前列腺增生、精囊炎、膀胱炎、尿路结石、膀胱结核、肾盂肾炎等。

尿痛属中医学"淋证"范畴,对于临床不明原因的尿痛,根据"不通则痛"的理论,运用活血化瘀的治疗方法往往取得较好疗效。

医案精选

◎案

王某,女,66岁。2001年1月5日初诊。两年前患者因感受寒凉出现尿频、尿急、尿痛症状,经治疗症状有所改善,但此后常常反复发作。近年尿频、尿痛症状逐渐加重,小腹坠胀、憋胀,5~10分钟排尿1次,尿后小腹抽痛刺痛难忍,口干心烦,舌暗红、苔薄,脉沉。尿常规(-),膀胱镜检查未见异常。此症虽由急性炎症转变而来,但迁延日久,伤及肾气,气虚血瘀,不通则痛。用桂枝茯苓胶囊活血化瘀,行气止痛,每日3次,每次3粒,单煎肉桂5g送服以鼓舞肾气。服用2周后尿痛略减,1个月后排尿间隔在20~40分钟。连续服用2个月后尿痛消失,至今未再复发。

按 桂枝茯苓胶囊处方源于汉代张仲景《金匮要略》桂枝茯苓丸方,由桂枝、茯苓、牡丹皮等中药精制而成,具有活血化瘀、缓消癥块之功效。本案具备下焦瘀血之病机,辨证施治,采用桂枝茯苓胶囊以活血化瘀、活血通络为主,通则不痛。现代医学研究证明,桂枝茯苓胶囊具有降低血黏度、抑制血小板聚集、解痉、镇痛、抗炎的作用。

六、内分泌系统疾病

1.糖尿病

糖尿病是一组以高血糖为特征的代谢性疾病。高血糖是由于胰岛素分泌缺陷或其生物作用受损,或两者兼有引起。糖尿病是长期存在的高血糖导致各种组织,特别是眼、肾、心脏、血管、神经的慢性损害、功能障碍。糖尿病临床表现主要为多饮、多食、多尿、疲乏无力、肥胖等症。糖尿病因其危害大、治愈难、费用高等特点,已成为严重威胁人类健康的社会问题。糖尿病的发生和发展与高脂高热量饮食、久坐不动等不良的生活方式关系密切。目前尚无根治糖尿病的方法,但通过对糖尿病患者的教育、自我监测血糖、饮食治疗、运动治疗和药物治疗5个方面可以控制糖尿病。

中医虽无糖尿病这一命名,但却是认识糖尿病最早的国家之一,"消极""消病""消瘅""消渴""三消"等均是糖尿病的中医范畴,现代大都使用"消渴"一名。

医案精选

◎案

肖某,女,47岁。2007年8月20日初诊。有糖尿病史,患者面部浮肿年余,下肢皮肤干燥,尿检查曾有红细胞。自觉乏力,便秘,三天一行。手上、身上皮肤如鱼鳞,皮肤需要外搽保养品。体检时,餐前血糖偏高,为8mmoL/L。腰部酸痛。舌暗、苔白,体胖大。给予桂枝茯苓丸加减。

处方:桂枝12g,茯苓20g,白芍15g,赤芍15g,牡丹皮12g,桃仁12g,怀牛膝30g,制大黄5g。

1周后复查,患者血糖正常,大便通畅,腰痛好转,乏力感减轻。

按 桂枝茯苓丸为活血化瘀方,适用于糖尿病导致的血管损害伴有瘀血证者。糖尿病患者常有微循环功能、血液流变学改变,血液黏度增高,出现所谓的"高黏滞综合征"。而现代药理证明,桂枝茯苓丸有降低血液黏稠度、改变血流动力学及流变学,以恢复正常的血液循环的作用。因此见糖尿病出现瘀血表现时,如下腹部疼痛、下肢浮肿或皮肤干燥、大便干结、腰腿痛以及舌质暗红或紫红者常用本方。适用本方患者的体质大多比较强壮,面色多红或暗红,皮肤干燥或起鳞屑,唇色暗红、舌质暗紫等,腹部大体充实,脐两侧尤以左侧下腹更为充实,主诉大多伴有压痛,可称之为瘀血型体质。

◎案

张某,男,65岁。2000年10月30日初诊。主诉:双下肢浮肿3个月余。患者于3个月前劳累后出现双下肢浮肿,伴活动后气短、胸闷、乏力、腰痛、心慌等症。近日双下肢浮肿加重,按之凹陷不起,活动后浮肿加剧,伴腹胀纳呆,肢冷便溏,乏力气短,胸闷,口干渴,夜尿多,腰酸痛。查体:呼吸 22 次/分,血压 160/90mmHg(21.3/10.7kPa),慢性病容,双肾区扣击痛(-),双下肢浮肿。舌暗有瘀斑,苔白腻,舌底脉络色暗。尿蛋白 5g/L,尿糖17mmol/L,血糖 10mmol/L。西医诊断为糖尿病肾病。中医诊断为水肿,辨证为脾虚痰瘀。脾虚失运,湿痰内阻,脉络阻滞,治以健脾行水化瘀。方用桂枝茯苓丸合五苓散为基本方加减。治疗 50 天好转出院。

2. 肥胖

肥胖是人体脂肪积聚过多的状态,当食入的能量高于能量的消耗时,脂肪组织就积聚下来,体重的增加,除因脂肪过多外,也可是水分潴留和肌肉发达。我们通常所说的肥胖,就是指因脂肪积聚过多使体重超过标准体重20% 的状态,而体重仅超过标准体重的 20% ,只能认为是超重。单纯性肥胖就是肥胖病中最常见的一种。单纯性肥胖的原因是多方面的,除了饮食摄取量过多之外,也与精神、神经、内分泌、代谢等因素有关,就其本质而言,体重的增加,反映了脂肪组织增加,体液积聚。在治疗上,控制饮食和增加活动是有效的方法,从理论上讲是可行的,但多数人难以对抗对食物的嗜好和饥饿感,因此这种治疗方法难以行之有效。中医认为胖人多虚、胖人多痰湿。故其治多从健脾益气、消食化痰着手,控制体重对调整代谢及防治心脑血管病具有可靠的疗效。

医案精选

◎案

王某,女,21 岁,已婚。1986 年 5 月 14 日初诊。患者素休较瘦,身高约160cm,体重不足 50kg,婚前半年许体重逐渐增加。至婚后 4 个月体重达70kg,食欲良好,食后无不适,二便调畅,随着身体逐渐肥胖而觉周身笨重,活动后略有喘促,蹲、俯活动均有困难。月经延期 5 ~ 7 天,量少色淡,白带亦明显减少,曾疑为肾炎,治疗无效后,来院求诊。诊见形体丰腴,肌肤充实,面色红润,查心肺无异常,腹部痞满,肝脾均未能触及,腹部无按压痛,双下肢尤以膝关节以上粗壮,无水肿,脉沉缓有力,舌淡红、苔薄白,血压14.7/9.33kPa,

血常规、尿常规检查无异常,胆固醇5.2mmoL/L,三酰甘油1.69mmoL/L。诊断为青春期肥胖。给予桂枝茯苓丸。

处方:桂枝20g,牡丹皮20g,白芍20g,茯苓20g,桃仁20g。水煎日服1剂,早、晚分服。

5月23日二诊:服药6剂,体重下降3kg,服药后无明显不适,尿量略增。效不更方,再进6剂。

7月15日三诊:体重降至62.5kg,基本恢复正常,嘱适当节制饮食,以防复发。

按 临床表明,本病为肾气充盛,冲任奎实,选用桂枝茯苓丸原方大剂,以疏泄冲任之壅实,使气行血活,渗湿除浊,体重渐减而经脉调畅,不治肥胖而肥胖自消,堪为治肥胖之良法。

◎案

饶某,女,25岁。1996年1月14日初诊。身体超重10年,停经3个月。10年前正值身体发育高峰期,饮食旺盛,每日进食三餐外,睡前还吃夜宵,平时零食不断,身体逐渐发胖。成年后身高1.57m,体重67kg。曾服过多种减肥药,因饮食无法控制而告终。体重有时可达70kg。3个月来月经未行,带下黏稠量多,但无异味,腰及小腹有胀感并隐痛,双下肢稍有浮肿,小便量较少,大便尚可。舌稍紫偏胖、苔白,脉弦缓。有反复停经史,最长的1次为半年。急则治标,缓则治本,急需调经。综合脉证辨为痰浊瘀血相结,瘀滞胞中,痰瘀同治。拟桂枝茯苓丸加味。

处方:桂枝10g,茯苓15g,桃仁10g,白芍10g,牡丹皮10g,红花10g,当归12g,香附10g,半夏12g,苍术12g,车前子10g,甘草3g。

上方连服9剂,月经来潮,经色量尚可,带下明显减少,腰及小腹胀痛消失,小便增加,双下肢已不浮肿。嘱患者每月提前于月经来潮前1周服药6剂,以巩固疗效,形成月经周期。

服药3个月,月经正常,停药。半年后随访,见患者体形苗条,体重52kg,饮食正常,月经按期而至。自觉月经正常后,体重明显下降,在此期间未服过任何减肥药。随访1年,体重始终保持在52kg左右。

按 不健康的生活方式和不科学的饮食习惯是形成肥胖的根本原因,特别是饮食习惯。本例从青春发育期开始就饮食过量,损伤了脾的运化输布功能,致水谷精微化为痰浊,形成肥胖。痰湿下注,带下增多,痰瘀胞宫则闭经。经痰瘀同治调理了3个月,月经正常后体重下降并非巧合,而是肥胖及闭经的病因与痰瘀相关。方中桂枝通血脉,茯苓、半夏理脾化痰,当归、白芍养血调营,牡丹皮、香附、桃仁、红花活血通瘀,苍术、车前子健脾利湿,以除带下。诸药合用,痰瘀并去,月经通调,减肥成功。

第二节 外科疾病

1. 术后肠粘连

术后肠粘连是手术后引起的肠管与肠管之间,肠管与腹膜之间、肠管与腹腔内脏器之间发生的不正常粘附。经历过腹部手术的患者发生术后肠粘连的概率在90%以上。发生粘连的患者中,超过80%的病例在伤口与网膜之间形成粘连,50%的病例涉及小肠。正常腹膜有纤维蛋白溶解效能,而腹膜损伤的病理结果是腹腔粘连。不论何种原因导致腹膜损伤,引起炎症反应,都会产生纤溶酶原活化剂抑制因子,这些抑制因子便导致了间皮的纤溶活性丧失。如果这些抑制因子的作用时间延长,会导致纤维蛋白组织的粘连形成永久性的纤维粘连。近年来的研究表明在早期组织修复中纤维蛋白沉积和降解之间是否平衡是伤口粘连形成的决定因素。

肠粘连属于中医"腹痛""便秘""积聚"范畴,造成肠粘连的原因是手术造成肝、脾、胃等脏器的功能失调,引发气机升降异常。中医理论认为肠粘连的形成系热邪闭郁、瘀血留滞、肠腑气机不利、瘕结不通,"不通则痛"。术后肠粘连是由于手术损伤肠络,渗液为痰,溢血为瘀,痰瘀内积,日久结成有形之物,或压迫肠管,或使肠管相互粘连,阻碍腑气通降,妨碍胃肠正常蠕动所致。

医案精选

◎案

余某,男,72 岁。1996 年 8 月初诊。少腹疼痛伴大便不畅 4 年余。患者于 1992 年 2 月因右腹股沟斜病行病修补术。术后出现腹胀满,肛门 3 天未排气,经对症处理后症状缓解。此后经常出现腹胀,腹痛不适,大便不畅。经消化内科门诊治疗,诊为慢性结肠炎。屡服中西药未效。诊见:形体消瘦,面色萎黄,下腹绞痛反复发作,自觉有气体在腹内窜行,若矢气或排便,症状则可随之缓解。大便不畅,每天 3～4 次,舌淡暗、苔白微腻,脉弦涩。查体:腹胀,下腹部压痛(+),反跳痛(-),肠鸣音稍亢进。X 线胃肠造影可见钡剂通过延迟,6 小时后空结肠段仍有部分钡剂残留。诊为粘连性不完全性肠梗阻,证属气滞血瘀。治以活血化瘀,行气导滞,方用桂枝茯苓丸加减。

处方:桂枝 8g,茯苓 15g,牡丹皮、赤芍、桃仁、白术、鸡内金、佛手、青皮各 10g。3 剂,每日 1 剂,水煎服。

二诊:药后自觉腹内有气体窜行,腹痛后即有肛门排气。腹痛次数及程度已减,大便较前通畅,每天 1～2 次,质软,舌淡暗、苔白,脉涩。上方去青皮加皂角刺、枳实各 6g。每天 1 剂,连服 2 周。

三诊:腹痛疾病消失,唯饱饭后有轻微腹胀,大便通畅,舌淡红、苔薄白,脉弦。上方加党参 15g,2 天 1 剂,继续调治 2 个月。1997 年 1 月复查,X 线钡剂胃肠造影示钡剂通过顺畅,6 小时后钡剂基本排空,诸证消失而愈。随访 2 年未再复发。

按 本例属中医学"腹痛""肠结"范畴,乃因术后处理不当而致肠粘连。大肠为传导之官,六腑以通为用,不通则痛,气滞日久,血行不畅,瘀血内阻,故腹痛经久不愈。用桂枝茯苓丸旨在活血化瘀导滞,加白术、鸡内金健脾消滞;佛手、枳实、青皮行气止痛。气机畅,瘀血行,痛可止。

2. 术后腹痛

术后腹痛在外科手术后最为常见。一般来说,术后小肠功能恢复较快,结肠则需 48 小时,之后患者恢复排气排便而逐渐康复出院。然而,常有不少患者在此期间出现腹痛,可引起患者的强烈不适,延缓排气排便恢复,甚至引起腹部肌肉痉挛,影响伤口愈合。

根据本病腹痛、腹胀、便闭的特点,属于中医"腹痛"的范畴。中医学认为,六腑以通为用,故以降为顺。《医学真传》说:"夫通则不痛,理也。但通之之法,各有不同,调气以和血,调血以和气,通也;下逆者使之上行,中结者使之旁达,亦通也;虚者助之使通,寒者温之使通,无非通之之法也。若必以下泄为通,则妄矣。"故腹痛治疗多以"通"字立法。

医案精选

◎案

某,女,34岁。2004年4月21日初诊。患者于4月13日行输卵管结扎术,手术顺利,术后伤口愈合好,稍感少腹时有隐痛。4月21日因与他人发生口角,突感下腹剧痛如针刺,并牵引会阴部疼痛。曾于上午在西医妇科就诊,未查及异常。给西药止痛对症处理,疼痛稍减。下午3时许,疼痛加剧,不能忍受,寻求中医诊治。见患者以手按腹,呻吟不止,无呕恶,二便自调,舌质淡、两边略带青色、苔白脉沉弦。证属术伤腹肌脉络,复因恼怒肝郁气滞,气阻血瘀之腹痛。治法:活血化瘀,疏肝理气。方药:桂枝茯苓丸原方随症加减。即前方去吴茱萸,加延胡索10g,2剂,水煎服。4月23日二诊,服上药后,腹痛大减,唯感伤口处有隐痛,原方继用3剂,三诊时腹痛完全消失,情绪稍有好转,嘱其注意调理情志,并继服逍遥丸调理,以善其后。2个月后回访无复发。

按 桂枝茯苓丸温通血络,疏通气血。方中桂枝温通血脉,芍药养血和血,牡丹皮寒凉辛散能凉血、止血,又能活血。桃仁破血结,且茯苓与桂枝同用,入阴通阳。五味药物同用,实为活血化瘀、温通气血之良方。不少患者术后顾虑重重,思想负担较重,或因情志因素在损肌伤络、气血不畅的基础上复因肝气郁结致气滞血瘀进一步加重,所以在上方基础上加少量疏肝理气散结之品,以达疏肝理气、气行血行之目的。手术后腹痛,按中医学理论来讲,仍为"不通则痛"之证,然大剂活血化瘀之猛品峻剂,用之必耗气伤血,损人正气,故用活血化瘀之小剂桂枝茯苓丸化裁治疗,以达到活血不伤正、化瘀不损络。因是术后腹痛,此方不宜应用过早,必须在胃肠功能恢复、开始进饮食之后方能使用。

3. 阑尾周围脓肿

阑尾周围脓肿往往是急性阑尾炎延误治疗,使炎症侵及阑尾周围组织,在机体抵抗力较强时,阑尾周围组织粘连,加之大网膜的包裹而形成局限性炎性包块或局限性脓肿。

本病属中医学"肠痈"范畴。其病理机制为气血凝滞,瘀滞热积不散,临床表现为气滞血瘀与湿热症状。

医案精选

◎案

韩某,男,41岁,工人。1997年4月27日初诊。患者因右下腹痛10余日,诊为阑尾炎,在门诊输液治疗(青霉素、甲硝唑等药),效果欠佳,因病情加重入院。入院后急诊手术,术中可见阑尾区有15cm×6cm×5cm包块,质硬,不活动,考虑为阑尾周围脓肿,改行脓肿引流术,术后继续用头孢唑林钠,与庆大霉素静脉滴注消炎,但7天后仍可触及右下腹有12cm×4cm×4cm肿块,于是开始加服中药。给予桂枝茯苓丸加减。

处方:桂枝15g,茯苓25g,牡丹皮15g,桃仁12g,红花10g,蒲公英30g,大黄9g,陈皮12g。

每日1剂,连服10日后,肿块消失,患者痊愈出院。

按 中医理论认为阑尾周围脓肿是胃肠功能失调后引起的气滞血瘀,郁久化热,热毒不散导致血肉腐败而成脓肿,其临床症状也是小腹有癥块,腹挛急(腹肌紧张),腹痛拒按,与桂枝茯苓丸的适应证一样,故用桂枝茯苓汤活血化瘀、消癥块,佐以蒲公英清热解毒,大黄通便,陈皮理气,以起到治疗作用。

4. 深静脉血栓

深静脉血栓是指血液非正常地在深静脉内凝结,属于下肢静脉回流障碍性疾病。血栓形成大都发生于制动状态(尤其是骨科大手术)。致病因素有血流缓慢、静脉壁损伤和高凝状态三大因素。血栓形成后,除少数能自行消融或局限于发生部位外,大部分会扩散至整个肢体的深静脉主干,若不能及时诊断和处理,多数会演变为血栓形成后遗症,影响患者的生活质量;还有一些患者可能并发肺栓塞,造成极为严重的后果。

本病属于中医学"股肿""脉痹""瘀血""瘀血流注""肿胀"等范畴。中医认为本病由于手术或外伤以及妊娠、肿瘤、偏瘫或长期卧床、制动或长途乘车等以致伤气,气伤则运行不畅,气不畅则血行滞缓,加之外来损伤,导致瘀血阻于络道。脉络滞塞不通,不通则痛。络道阻塞营血回流受阻,水津外溢,聚而为湿,停滞肌肤则肿。血挤脉中,瘀久化热,则肤体发热。总之,络脉血瘀湿阻是本病的主要病机。

医案精选

◎案

某,男,37岁。1995年2月11日初诊。1985年从事煤矿井下作业时被岩石砸伤腰部,腰椎压缩性骨折,手术后10天出现左下肢水肿,对症治疗减轻后出院。1992年4月出现左下肢大隐静脉曲张,1995年2月3日,左下肢大隐静脉破裂出血,经外科局部加压包扎止血后,因不适合手术于2月11日转住中医科,诊见:左小腿肿胀发硬,大隐静脉纤曲怒张,有大片色素沉着,面积约5cm×20cm,皮色紫暗,左小腿困痛,不耐远行,舌暗红、苔薄白,脉沉涩。彩超检查提示左下肢深部股静脉、静脉血栓形成,血液流变学检查提示高脂血症,西医诊断为深静脉血栓形成。辨证为寒凝血瘀,湿浊内蕴。拟温经活血、利湿通络为法,以桂枝茯苓丸加味。

处方:桂枝10g,茯苓25g,桃仁15g,赤芍15g,牡丹皮15g,泽兰30g,生水蛭10g,木瓜30g,川牛膝15g,车前子15g(包煎)。水煎服,每日1剂,分2次温服,临睡前以药清煎汤,熏洗患肢。

30剂后左小腿肿胀减轻,肿硬的皮肤变软,皮肤出现皱褶,色素沉着范围缩小,行走后小腿困痛感改善。以此方为基本方,随症加减,服药3个月,左下肢水肿消失、表浅静脉轻度纤曲扩张、皮肤色素沉着基本消失,皮肤弹性好,行走无明显障碍,1995年5月19日出院。

按 深静脉血栓具有寒、瘀、湿之病机特点,恰与桂枝茯苓丸温经化瘀、活血利水之功效合拍。生水蛭善入血分,功专破瘀,不伤气分;泽兰活血利湿;木瓜、川牛膝舒筋活络、引药下行;车前子功专利湿。诸药相伍,共奏温经活血、利湿通络之效。方中桂枝辛温走窜,久用有伤阴之弊,应注意顾护胃阴。治疗期间应注意守方,在此基础上根据病情略施加减,切不可为求速效频繁更方,久病宜缓图之。

5. 血栓性静脉炎

静脉炎(全称血栓性静脉炎)是指静脉血管的急性无菌性炎症,根据病变部位不同,静脉炎可分为浅静脉炎和深静脉炎。少数患者可有发热、白细胞总数增高等,患者常自诉疼痛肿胀。

中医认为血栓性静脉炎多属"肿胀""恶脉""脉痹""瘀血流注"等范畴,多由湿热外侵、脉络瘀阻、气虚导致,治疗以清热利湿、活血化瘀为主。根据中医分型,对症治疗,能有效缓解患者病情。方解①湿热下注型:该型起病急,脉弦数,有压痛、发热、肿块,宜通络活血;②气滞血瘀型:患者常患部发凉、沉重、有隐痛,入夜后更甚,脉弦紧,宜舒经行气;③脾肾阳虚型:患者常头晕面白、腰酸腿软、小便频,脉沉细,宜益肾健脾行气。

医案精选

◎案

吴某,男,50 岁。2001 年 2 月 3 日初诊。患者右下肢脉管炎 3 年。因工作疲劳,天气转寒,近一周来患肢肿胀疼痛,不能行走。自诉右下肢大腿内侧痛甚,肌肤灼热而喜温恶寒,纳谷不香,口干不欲饮,舌暗、苔淡黄,脉弦涩。证属瘀热互结、脉络不通,治宜祛瘀清热、活血通络,方用桂枝茯苓丸加减。

处方:桂枝 10g,茯苓 20g,牡丹皮、赤芍各 15g,桃仁 20g,忍冬藤、赤小豆各 15g,乳香、没药各 10g。

服药 5 剂后,患肢肿胀疼痛减轻。继减原方赤小豆量至 10g,减乳香、没药量至 5g,加川芎、熟地黄各 10g。调治月余,诸证消失。随访半年未再复发。

按 血栓性静脉炎,中医学认为多因寒湿之邪外侵,或损伤,或体虚而气血失和、经脉阻滞、气血凝结而成。本例患者病因复杂,寒热病夹杂,加之病情反复,虚实互见。故投用桂枝茯苓丸加味,方中桂枝温经散寒,通脉止痛;桃仁、牡丹皮、赤芍清热活血,祛病消肿;茯苓渗湿健脾;忍冬藤清热舒筋,赤小豆活血利水;乳香、没药活血止痛。药证合拍,数剂而愈,疗效满意。

6. 血栓闭塞性脉管炎

血栓闭塞性脉管炎是一种少见的慢性复发性中小动脉和静脉的节段性炎症性疾病,下肢多见。表现为患肢缺血、疼痛、间歇性跛行、足背动脉搏动减弱或消失和游走性表浅静脉炎,严重者有肢端溃疡和坏死。

本病相当于中医学"脱疽""脱骨疽""脱骨疔""敦痈""甲疽""蛀节疔""蜕螂蛀"(《刘涓子鬼遗方》卷四)。因患病日久不愈可使趾落,故名脱疽。其病多因过食厚味,致使郁火毒邪蕴于脏腑,加之肾阴亏损,不能制火而发;或因外感寒湿毒邪,营卫不调,气血凝滞而成。本病发病经过缓慢,症见初起患趾色白发凉、麻疼,日久患趾如煮熟红枣,痛如火烧,逐渐由红转暗变黑,足趾常自行脱落并可染及五趾,创面极难收口。

医案精选

◎案

程某,男,35 岁。左足趾发白、发凉、麻痛、步履不便,久坐、天冷、阴雨加重,如此已逾两年。曾经中医治疗,一度明显好转。左趾阳脉似有若无,病历记载布鲁津斯基征、克尼格氏征曾为阳性,西医诊为血栓闭塞性脉管炎。此为早期脱疽,乃外感寒湿引起。治拟温经散寒,益气化血。予以桂枝茯苓丸加减。

处方:黄芪 30g,熟附片 12g,牛膝、当归、鸡血藤各 15g,土鳖虫 6g,制乳香、没药各 9g。水煎取汁加黄酒 50g(1 两)兑服,每日 1 剂,服药 2 周。

趾凉、发麻好转,疼痛消失。后递增桂枝为 15g,当归为 30g,并加炙甘草 6g,服药 40 天后,一切恢复正常。后来诊眼病,诉脚病一直未发。

按 本例脱疽乃因外感寒湿、寒凝经脉所致。投桂枝茯苓丸去牡丹皮,加附子、牛膝、土鳖虫、乳香、没药,旨在温化寒湿、疏通经络,加黄酒兑服,也是为了增强温通之力。至于加黄芪、当归、鸡血藤,目的在于益气养血,以助化瘀之效。经络疏通,气血畅行,则本病自然而愈。

第三节　妇科疾病

1. 原发性痛经

痛经是妇科临床常见病、多发病之一,可分为原发性痛经和继发性痛经两种。原发性痛经是指生殖器官无明显器质性病变而发生的经期腹痛症。痛经在青年妇女中尤为多见,开始来潮后逐渐减轻,临床表现为腹痛,多在经前 1～2 天,也有部分病例来潮后能逐渐消失,疼痛多在下腹部,也有放射至腰骶部呈坠胀痛者,常伴有头痛、乳房胀痛及恶心等。

中医学认为痛经的发生与情志所伤、起居不慎、六淫致病关系最为密切,经期感受致病邪气,导致冲任瘀阻或寒邪凝滞经脉,使气血运行不畅,胞宫经血流通受阻,故产生疼痛,也有因冲任胞脉失于濡养,"不荣则痛",故使痛经发作。该病病位在冲任、胞宫,病理变化在气血。临床表现以月经周期伴有痉挛性的下腹痛为主症。常见的分型有肾气亏损、气血虚弱、气滞血瘀、寒凝血瘀和湿热蕴结。中医药治疗痛经有独到的优势,采取西医诊断、中药治疗是一种较科学的方案。其治疗大法以通调气血为主。理气活血、化瘀止痛为主的中药,在治疗痛经疼痛的同时,还可改善血液流变性,其在痛经的症状改善及远期疗效方面有明显的优势。

医案精选

◎案

朴某,女,30 岁,农民。1999 年 5 月 3 日初诊。患者有痛经史 6 年。症见:经前 1～2 天起小腹胀痛,经行时疼痛加重,小腹胀痛,得温痛减,腰骶痛,量少有黑瘀血块,血块排出后痛减,经净后疼痛消失。舌质紫暗边有瘀点,脉弦紧。此证属血凝气滞,兼见虚寒之证,治以理气化瘀。温经止痛。给予加味桂枝茯苓丸。

处方:党参20g,桂枝10g,赤芍、白芍各15g,赤茯苓、白茯苓各15g,桃仁10g,牡丹皮10g,制香附15g,当归15g,川芎10g,阿胶15g,艾叶15g,益母草20g,延胡索15g。忌辛辣寒冷食物,调畅情志。

行经前服5剂后,行经时疼痛明显减轻,月经量略多,色红;行经后续服5剂后,下一个月经期疼痛消失,周期正常,无血块,随访至今未见复发。

按 加味桂枝茯苓丸是在桂枝茯苓丸的基础上加党参、阿胶、丹参、当归、香附、益母草、乌药而成的。主要治疗气滞血瘀型和寒凝胞宫型痛经,其中党参扶正祛邪;桂枝、桃仁、乌药温运而行,活血止痛;阿胶补血止血;赤芍化瘀导滞;当归、白芍、香附调经止痛,疏肝理气;牡丹皮凉血消瘀;茯苓利水渗湿;益母草活血调经。诸药合用,共奏温经活血、调经止痛之效,在临床上治疗痛经颇为有效。

2.经期延长

经期延长,中医病名。月经周期基本正常,行经时间超过7天以上,甚或淋漓半月方净者,称为月经延长。本病相当于西医学排卵型功能失调性子宫出血病的黄体萎缩不全、盆腔炎症、子宫内膜炎等引起的经期延长。宫内节育器和输卵管结扎后引起的经期延长也按本病治疗。本病一般预后良好。

经期延长属中医"月水不断""月水不绝""经事延长"范畴,在中医古籍中早已出现,最早见于隋代巢元方《诸病源候论·妇人杂病诸候·月水不断候》曰:"妇人月水不断者,由损伤经血,冲脉、任脉虚损故也。冲任之脉,为经脉之海。手太阳小肠之经也,手少阴心之经也,此二经为表里,主下为月水。劳伤经脉,冲任之气虚损,故不能制其经血,故令月水不断也。"中医学认为经期延长与脏腑经脉气血失调,冲任损伤或冲任不固,使经血失于制约有关。本病多由气虚冲任失约;或热扰冲任,血海不宁;或瘀阻冲任,血不循经所致。临床常见有气虚、血虚、血瘀等。治疗以固冲调经为大法,气虚者重在补气升提,阴虚血热者重在养阴清热,瘀血阻滞者以通为主,不可概投固涩之剂,犯虚虚实实之戒。

医案精选

◎案

马某,女,32 岁。1994 年 2 月 25 日初诊。近 3 个月来,经期延长。此次经行已 10 余日未净,血色紫红,量少有血块,伴少腹胀痛,喜温喜按。西医妇科诊为子宫内膜炎,予抗生素治疗无效。查舌暗有瘀点,脉弦涩。辨证属寒邪留阻胞宫而致经期延长。治予桂枝茯苓丸加味。

处方:嫩桂枝 4.5g,茯苓 10g,牡丹皮 9g,桃仁 9g,赤芍 9g,茜草 10g,海螵蛸 10g,炮姜 3g,三七粉 3g(冲)。

服 4 剂血止。3 个月后随访,月经正常。

<u>按</u> 在临床实践中,血阻冲任致经期延长者较为多见,故选用桂枝茯苓丸加味治疗经期延长。方中桂枝通血脉而消瘀血;赤芍散瘀血而止腹痛;桃仁、牡丹皮破血消瘀;茯苓祛痰利水;三七粉、茜草活血止血;海螵蛸收敛止血。全方祛瘀浊,生新血,调阴阳,再结合辨证加减,则更能切合病机,取得预期效果。

3. 异位妊娠

异位妊娠是孕卵在子宫腔外着床发育的异常妊娠过程,也称宫外孕。以输卵管妊娠最常见。中医古籍中无此病名,而在"停经腹痛""少腹瘀血""经漏""经闭""癥瘕"等病证中有类似症状的论述。近年来,随着剖宫产、人工流产等手术及性传播疾病发病率的逐年上升,异位妊娠的发生率也逐年上升。以往异位妊娠以手术治疗为主,但随着高敏度妊娠试验的问世及高分辨率检查的普及,异位妊娠的早期确诊率逐年上升,使非手术治疗成为可能。中医学认为异位妊娠的病理是冲任不调、气血运行受阻而致血瘀气滞、胎孕异位。保守治疗应以活血化瘀、消癥散结为主。

医案精选

◎案

于某,女,38 岁,已婚,工人。1992 年 1 月 31 初诊。于 1991 年 12 月 18 日阴道流血,持续至就诊日淋漓不断已 50 日,流血量不多,色紫红,伴左下腹疼痛,肛门坠胀,于 1992 年 1 月 24 日于医院妇科行诊断性刮宫术,术后病理报告为血块及少许增殖晚期子宫内膜。人绒毛膜促性腺素（HCG）460IU/L，收入住院，妇科检查：心肺未见异常，肝脾未触及，腹软，左下腹有手术刀口瘢痕。外阴已婚未产式，阴道有少量暗紫色血液，宫颈光滑，触举痛（＋），子宫正常大，后位，活动差，左后方可触及一囊性包块，直径约5cm，边界不清，质地软，触痛明显，右侧（－），B超示左附件区囊性结构。诊断为左侧输卵管妊娠，流产型。予以保守治疗，请中医科会诊。诊见：面色萎黄，舌色淡红、舌边有紫色瘀点、苔薄白，脉弦滑，癥积瘀血。拟活血化瘀，消瘀散结法。拟桂枝茯苓丸加味。

处方：桂枝9g，牡丹皮15g，桃仁15g，茯苓12g，川芎12g，丹参15g，蒲黄9g，延胡索12g。每日1剂，水煎服。

服上方8剂后，下腹坠痛明显减轻，阴道流血量减少，色紫红，伴全身倦怠乏力。因流血时间较长，有气虚之症状，继用上方加黄芪15g、党参12g，又服14剂，下腹胀痛、肛门坠胀消失，阴道流血已停止，左侧附件包块边界清楚，包块缩小约2/3，效不更方，嘱患者继服上方。1个月后复查HCG正常，B超提示胚胎囊消失。妇科检查：子宫大小正常，附件略增厚，无压痛。随访1年，月经周期正常。

按 桂枝茯苓丸是活血化瘀、调和气血、平衡阴阳的方剂，适用于瘀血内阻、损伤冲任、气血运行失常所致的疾病。上述陈旧性宫外孕、慢性盆腔炎、痛经，病名虽异但其病机相同，均属瘀血内阻、损伤冲任，皆可用本方随症加减。气滞血瘀者可加川芎、香附、延胡索、丹参；气虚血瘀者加黄芪、党参等；寒血搏结而致血瘀者加肉桂、干姜；热与血相搏而致瘀血者加栀子、生地黄等。临床运用本方除掌握病机辨证外，还须注意舌脉的诊察，一般以舌色有瘀斑或瘀点、脉弦涩者，为本方的适应证。

4.妊娠痒疹

妊娠痒疹是妇女妊娠期出现的瘙痒性皮疹，如《医宗金鉴·外科心法》所述"形如粟粒，其色红，搔之愈痒，久而不瘥，亦能消耗血液，肤如蛇皮"。根据其发病特点，病机当责之孕时冲任气血聚养胚胎，胎气日盛，腠理络脉营血偏虚，邪热渐蕴内盛，熏蒸于肌肤，卫气塞遏，营弱卫强而失和，母体不耐内外风、热、湿、寒，络滞血瘀，发为痒疹。

医案精选

◎案

王某,女,30 岁。2005 年 1 月 8 日初诊。患者妊娠第二胎 14 周,半月前无明显诱因躯干上部、上臂及股部伸侧出现对称性散在丘疹、色红、大小如绿豆,剧烈瘙痒,入夜遇热尤甚,舌紫红、边有瘀点、苔白干,脉滑数。经血常规、肝功能、B 超检查胎均无异常。6 年前曾有同样病史,时孕 8 个月,疱疹间杂,由腹壁遍及全身,中西药治疗丘疹不退,瘙痒、抓痕、血痂、难寐而苦不堪忍,至 38 周剖宫产终止妊娠。中医诊断:妊娠痒疹。证属胎热外蒸,营卫失和,络瘀肌肤,方以桂枝茯苓丸加减。

处方:牡丹皮、白芍、防风、荆芥穗各 12g,生地黄 15g,桃仁、茯苓各 10g,桂枝 9g,甘草 6g。每日 1 剂,水煎服。外以炉甘石洗剂涂擦。

5 剂尽,痒减疹少,续服 5 剂痒止疹消,继服 10 剂巩固。随访至顺产,母婴无恙。

按 桂枝茯苓丸具有通络活血祛瘀之功效,其中桂枝、白芍配伍,调和营卫,活血消风;桃仁、牡丹皮祛瘀清热,与桂枝同用内外通达,且无偏热过寒之弊;茯苓淡渗健脾,固护正气而强肌;防风、生地黄、荆芥穗凉血祛风止痒。全方治痒寓消风活血之中,祛瘀具清热安胎之意。药中病机,故收效甚速。

5. 先兆流产

先兆流产指妊娠 28 周前,先出现少量的阴道流血、继而出现阵发性下腹痛或腰痛,盆腔检查宫口未开,胎膜完整,无妊娠物排出,子宫大小与孕周相符。妊娠期出现腰酸、腹痛、胎动下坠,或阴道少量流血者,中医学称为"胎动不安",又称"胎气不安"。病机主要是冲任气血失调,胎元不固。其中血瘀型胎动不安为瘀血内滞小腹或胞脉,孕后新血不得下归血海以养胎元,反离经而走,故阴道不时少量下血。本病类似于现代医学的先兆流产、先兆早产。胎动不安是临床常见的妊娠病之一,经过安胎治疗,腰酸、腹痛消失,出血迅速停止,多能继续妊娠。

医案精选

◎案

刘某,女,30 岁。2003 年 10 月 27 日初诊。患者妊娠 4 月余,近 3 天阴道有少量出血,血色暗红,伴小腹拘急,腰酸乏力,口干不欲饮,舌暗红、边有瘀点、苔白,脉沉弦。诊为胎动不安。证属瘀阻胞宫,损害胎元。治以祛瘀消癥,固冲安胎,方用桂枝茯苓丸加减。

处方:桂枝、牡丹皮各9g,茯苓、赤芍、桑寄生、白芍各10g,菟丝子、续断、阿胶(烊兑)各12g,蒲黄炭(包煎)15g。6剂,每天1剂,水煎服。

药尽出血停止而愈。

按 本例患者孕期见阴道出血、血色暗红,舌暗红、边有瘀点,此乃瘀血滞留胞宫,伤及胎元,瘀血癥块不消,必影响胎气致胎动不安,但消散竣猛,亦可损胎元。故治则宗"有故无殒,亦无殒也"之旨拟缓消癥块之法,方以桂枝茯苓丸加减。方中桂枝温通血脉;茯苓渗利下行而益心脾之气;牡丹皮、赤芍行瘀血安胎元,化瘀兼清瘀热;去桃仁以防滑利损胎,合寿胎丸补肾固冲养血安胎;蒲黄炭祛瘀止血。方证切合,故收良效。

6. 稽留流产

稽留流产又称为过期流产或死胎不下,指胚胎死亡而仍稽留于宫腔内且孕产物一般多在症状产生后1~2个月内排出。因此,胚胎停止发育后2个月尚未自然排出者,称为稽留流产。因短期内连续流产对身体伤害极大,甚至可能导致不孕,稽留流产患者术后在性生活时要采取避孕措施,避免再次怀孕。如果再次怀孕,注意休息保胎,要注意产检,如果有出血等情况需要及时就诊,此外还可以适当服用保胎药物。

中医学认为,受孕后月事停闭,脏腑经络之血皆注于冲任以养胎,胎儿依赖于母体经血来濡养,故有孕则月经不行,若经行则胎儿得不到经血的濡养而自动脱落。

医案精选

◎案

马某,女,26岁。1990年3月25日初诊。孕6月余,3天前因劳动过度,之后胎动停止,到县保健所做产检诊断为死胎后,遂住院治疗。经B超及妇产科检查诊断为死胎,准备做引产术。在术前查体时,试用桂枝茯苓丸加味。

处方:桂枝 10g,茯苓、赤芍、桃仁、牛膝各 15g,牡丹皮、红花各 12g。水煎服。

1 剂后当晚开始宫缩,翌日再服 1 剂,于下午 3 点 50 分死婴娩出,免去了引产术。胎盘随即完整娩出,出血不多。观察 2 天无异常而出院。

按 桂枝茯苓原方各药味等分,是《金匮要略》中用量最小的方剂。下死胎剂型及剂量应有所改变。方中桂枝温通血脉为方名之首,药量宜重,因胎死腹中无宫缩出现阻滞瘀积症状,非温通而不行也。药量轻则达不到疗效;牡丹皮、桃仁攻底积,破瘀血;用茯苓以为利导;芍药和营养阴不伤新血;加红花、牛膝以增加活血化瘀、引胎下行的作用;如体弱可加入人参。在产科运用桂枝茯苓丸,诸如终止早期妊娠、下死胎等很少发生胎盘滞留及出血过多的现象,可见此方有增强子宫收缩、减少产时出血等功效。

◎案

桑某,女,30 岁。1975 年 10 月初诊。月经停止 6 个月,腹伏如孕,有呕吐、挑食、恶食、精神疲倦等妊娠反应。10 月 10 日,夜半腹痛乍作,顿时痛甚,延医诊治,依其症状,按妊娠胞阻为病,方以胶艾四物汤 3 剂,煎服不应,更医再诊,病痛仍然,乃宗《金匮要略》"妇人怀妊,腹中疼痛"为治,施以当归芍药散加减 3 剂,病仍不撤,腹痛反剧。10 月 21 日,其家属延医诊治,见其神情痛苦,面暗唇青,身卧木榻,自诉"腹内转动一阵,腹痛加剧一时"。切其脉乍大乍小,尺脉沉小欲绝。因在山区,条件所限,未做妇检。然纵观其候,舌青,脉乱,断为胎已死腹中,犹恐畸邪作祟,治用桂枝茯苓丸加味做汤剂。1 剂水煎服,2 小时服 1 次,半日许,其小腹腰骶部坠胀,腹痛阵作加剧,当夜产下一畸胎,其形如鹊,嘴长半寸许,体重 0.93kg。产后腹痛即止,气体衰弱,转用补益气血方药数剂。3 周后,康复如故。

按 桂枝茯苓丸载于《妇人大全良方》,处方:牡丹皮、茯苓、桂枝、桃仁、赤芍各 10g。功能:活血祛瘀,具有下死胎,胎已死可下、胎未损可安的治疗作用。

7.药物流产后阴道流血

目前,应用米非司酮配伍前列腺素抗早孕已被广泛应用于临床,由于药物流产避免了宫腔操作,减轻了患者的痛苦,也减少了术后并发症的发生,因而受到了育龄妇女的普遍欢迎。但一旦出现流产后胚膜残余量多的情况,需要再刮宫,阴道出血时间过长依然会带给患者痛苦,这也是药物流产的不足之处。

药物流产后阴道流血属中医学"产后恶露不绝""堕胎下血"范畴。病机为瘀血阻滞冲任、胞宫,离经之血不能归经,此正所谓"瘀血结于宫内,瘀血癥块不消,漏下终不能止"。胚膜不规则剥脱引起的出血,多见有血块、色暗,伴下腹胀痛,舌质暗,脉象沉涩。

医案精选

◎案

许某,女,28 岁,已婚。停经 43 天,因无生育指标,要求药物流产。查尿HCG 阳性,B 超提示:宫内孕囊 22mm,有胎芽及胎心搏动。给予药物流产。服药第 3 天,给予桂枝茯苓丸(改汤剂)加味。

处方:桂枝 15g,茯苓 20g,牡丹皮 15g,白芍 20g,桃仁 10g,红花 10g,黄芩12g,枳壳 15g,五灵脂 10g,炒蒲黄(包)10g,血余炭 10g,甘草 6g。水煎服,每日 1 剂,连服 5 天。同时肌内注射催产素 10U,每日 2 次,连用 3 天。

3 天后,孕囊完整排出,用药后 7 天,阴道出血停止。B 超复查,子宫正常大小,肌壁间回声均匀,内膜线清晰居中。药物流产后 3 个月随访,月经周期正常,量中等,一切如故。

按 *桂枝茯苓丸加味具有活血理气、化瘀止痛、凉血止血、祛瘀生新之功能,可以减少组织渗出,减轻局部组织张力,促进组织修复,消痛止血。加用催产素促子宫收缩,可以加速宫内残留蜕膜及剥脱不全的蜕膜组织排出,从而达到减少药物流产后出血的目的。*

8. 产后尿潴留

产后尿潴留是指分娩过程中子宫压迫膀胱及盆腔神经丛,使膀胱肌麻痹而导致的病症。一般来说,产妇在顺产后 4~6 小时就可以自行小便,但如果在分娩 6~8 小时后甚至在月子中,仍然不能正常地将尿液排出,并且膀胱还有饱胀感,就可能已经患上尿潴留。运动迟缓无力,产后盆腔内压力突然下降引起盆腔内瘀血,加上产程过长引起体力的大量消耗,都能导致排尿困难。尿潴留给产妇带来极大痛苦,需要及时进行治疗。产后尿潴留可分为完全性和部分性两种,前者是指自己完全不能排尿,后者是指仅能解出部分尿液。产后尿潴留不仅会影响子宫收缩,导致阴道出血量增多,还是造成产后泌尿系统感染的重要因素。

产后尿潴留属中医学的"产后癃闭证"范畴,《灵枢·本输》云:"实则闭癃,虚则遗溺。遗溺则补之,闭癃则泻之。"此病形成不外乎两种原因:一为血瘀气滞下焦,气化不行;二为火衰不能化水,无阳则阴无以化,肾与膀胱阳气不通而无尿。根据治病求本之旨,对本病治疗应始终抓住活血化瘀、通阳利尿这一原则。

医案精选

◎案

吴某,女,24 岁。初产妇,正常分娩,1989 年 12 月 27 日初诊。产后 3 天,小便不通,小腹胀急,产科已导尿 2 次,患者尿意频频但努挣不出,因分娩时出血过多,头晕,乏力,少气微言,就诊前一日输血后头晕好转,但仍不得溺,且口渴引饮,纳呆神疲,自汗不止,大便亦 3 天未行,但无便意,面色苍白,唇淡,舌淡胖、边有齿印,苔薄白而干,脉弦。证属因产失血伤阴,气随血耗。治当速补元气,益气通溺,救阴固脱兼行血化瘀。给予桂枝茯苓丸加减。

处方:炙黄芪、北沙参各 30g,麦冬、五味子、白芍各 15g,红参、桂枝、木通、茯苓各 10g,桃仁、牡丹皮各 6g。

2 剂药后,两便畅通,头晕大减,汗渴亦止,脉转沉细。续以原方去桂枝、木通、茯苓,3 剂以善后。

按 产后癃闭多挟瘀血停聚,治疗宜攻补兼施。《医宗金鉴》曰:"产后淋闭腹胀痛,热邪挟血渗胞中。"说明产后癃闭不纯属虚,多兼瘀血阻滞胞中,以致膀胱气化失司所致。《金匮要略》桂枝茯苓丸原方主治妇女少腹宿有包块,按之痛,腹挛急,脉涩,或妇女月经困难,经停腹痛,难产,胞衣不下,死胎不下,产后恶露不尽而腹痛拒按等症。用此方治疗产后癃闭,取桂枝、木通、茯苓温化膀胱而通利小便,且桂枝又能温通血脉,散下焦蓄血;桃仁、牡丹皮、白芍破瘀开闭,通利下焦,诸药合用,共奏开堤决壅、水血俱利之效;气虚或因产伤气者加人参、黄芪、白术以大补元气,益气通溺,因产伤津者加北沙参、麦冬、五味子、红参以益阴生津,增液通溺;元阳亏虚者加附子、肉桂、巴戟以温补元阳,益火之元,助阳化气而通溺。溺通即停药,善后调理可据辨证而定。

9. 产后发热

产褥热,即产后发热,是指产褥期内出现发热持续不退,或突然高热寒战并伴有其他症状者,类似于西医的产褥感染。中医认为引起产褥热的病因病机为感染邪毒、外感、血瘀、血虚。

医案精选

◎案

张某,女,26 岁。2005 年 8 月 18 日初诊。剖宫产后持续发热 7 天,体温在 37.6～39.1℃。化验:白细胞(WBC)8.6×10^9/L,红细胞(RBC)3.6×10^9/L,静脉滴注头孢曲松钠、左氧氟沙星 4 天,热势不减,服清热解毒中药热势如故,遂求中医诊治。症见:高热不退,面赤气粗,谵语,数日不大便,溲黄,扣少腹有硬结,阴道流出夹有血块的污物,舌质紫暗、舌边瘀点、苔黄,脉滑数。此为痛热互结胞中,治以化瘀泄热,用桂枝茯苓丸加味。

处方:桂枝、茯苓各 20g,桃仁 12g。牡丹皮、芍药各 10g,当归、川芎各 15g,熟地黄 12g,栀子、地骨皮各 15g,酒大黄 5g,火麻仁、枳实各 12g,甘草 3g。

服汤 2 剂,阴道内排出约 40mL 紫黑色血块,大便稍通,热势略减,精神好转。继服 2 剂,诸证消失。

按 方中桂枝、茯苓、牡丹皮、桃仁、芍药活血化瘀,药量偏重,意在治血瘀之本;当归、川芎、熟地黄、芍药相伍寓四物汤补血调血之意,且当归辛温养血活血,川芎活血行滞,熟地黄滋阴养血;栀子、地骨皮直折火势,一可治瘀而发热之实热,又可清血虚发热之虚热;甘草调和药性。诸药相配,活血而不妄行,化瘀而不伤正,使瘀血祛,新血生;补血而不滋腻,阴血得补,气血旺盛,气行则血行,瘀自祛。

10. 恶露不绝

恶露不绝是以胎盘娩出后,胞宫内的余血浊液持续 20 天以上仍淋漓不净为主要临床表现的产科病证,又称恶露不净。恶露不绝的病因病机多为素体脾气虚弱,或孕后脾虚,不能统摄冲脉之血;或产后胞脉空虚,寒邪入侵,血为寒凝;或情志不畅,气郁血滞,血不归经;或素体阴虚,产后阴亏,虚热内生;或产后过服辛热温燥之品;或感受温热之邪;或肝郁化热,热扰冲任,迫血下行。

医案精选

◎案

李某,女,27岁。1978年4月初诊。怀孕65天行刮宫术后,阴道出血淋漓不尽10余天,恶露呈暗红色,伴少腹坠痛拒按,西医用止血剂对症处理无效。脉细涩,舌质红、苔薄白。证属瘀血停滞,治以活血化瘀、温通血脉,用桂枝茯苓丸合失笑散施治。

处方:桂枝9g,茯苓、牡丹皮各12g,白芍15g,桃仁、五灵脂、蒲黄各10g。

服1剂后流出瘀块,腹痛明显减轻。2剂去桃仁、蒲黄,服后恶露尽,腹痛止。

◎案

邓某,女,50岁。1953年9月初诊。患者于同年6月行中期妊娠引产术后3个月来,阴道出血淋滴不尽,少腹隐隐作痛,多次治疗未愈。其面色无华,少气微言,脉沉细无力,舌质淡红,示其脾虚,且内有瘀滞。治以活血祛瘀、益气补血,方以桂枝茯苓丸合失笑散加减。

处方:桂枝、牡丹皮各10g,茯苓、白芍各12g,桃仁、五灵脂、蒲黄各10g,黄芪、党参、阿胶各12g。

服此方1剂后,流出瘀块,恶露随之减少;2剂去桃仁、五灵脂、蒲黄,服后恶露尽。另服归脾汤2剂,以扶其正。1个月后随访,诸证悉平。

按 人工流产后所致少腹坠痛、阴道出血淋漓不尽,多因腹宿瘀块。正如《金匮要略》所述"血不止者,其瘀不去故也,当下其瘀"。以桂枝茯苓丸与失笑散合用,取其活血化瘀、散结止痛之功。

11. 上环后腹痛

放置节育环引起的腹痛,多因异物刺激引起局部充血、出血或瘀血而产生疼痛,根据症状属中医学"腹痛"范畴。桂枝茯苓丸方的功能为活血化瘀、消瘀止痛,组方平和,没有竣下祛瘀化结之品,临床运用未见不良反应。

医案精选

◎案

陈某,女,26 岁。既往体健,1 个月前上节育环后开始腹痛,痛而拒按,腰酸,伴有阴道不规则出血,白带量多,有腥臭味。曾用麦迪霉素、青霉素、安络血、元胡止痛片、愈带丸等治疗无效,遂求中医诊治。除上述症状外,见舌暗红、苔黄腻,脉滑。遂予桂枝茯苓丸合当归芍药散化裁。

处方:桂枝 15g,茯苓 12g,白芍 12g,当归 12g,川芎 9g,桃仁 9g,红花 6g,牡丹皮 9g,仙鹤草 12g,生地榆 15g,白术 12g,泽泻 12g,甘草 9g。每日 1 剂,水煎服。

服药 3 剂后,腹痛、腰酸症状消失,阴道出血停止,唯白带较多。前方去仙鹤草、生地榆,加怀山药 15g、炒扁豆 15g,又服 3 剂而愈。

按 桂枝茯苓丸、当归芍药散两方具有活血祛痰、缓急止痛的作用。将两方相合,用于治疗妇女因上环引起的腹痛,收到了满意的效果。

12. 慢性盆腔炎

慢性盆腔炎是妇科常见病、多发病,多局限于盆腔器官,是输卵管、卵巢、宫旁结缔组织及盆腔腹膜发生的炎性改变,致局部神经纤维受到激惹和压迫而产生的一系列症状。该病的发生多因急性盆腔炎治疗不彻底不及时,妇科手术、产后感染、经期不注意卫生或邻近组织器官的炎症蔓延所致。

本病相当于中医学"少腹痛""带下病""痛经"等范畴,妇女经期、产后或宫腔手术操作失当,由于患者抵抗力差或治疗不彻底,胞宫、胞脉感受寒热湿外邪未能清除,湿热毒邪蕴结下焦,客犯胞宫、盆腔,经络闭阻,气血凝滞,营卫失调,影响冲、任、带脉所致。故清热解毒除湿,活血化瘀软坚,通络理气调经,培元固肾,调理冲任是治疗盆腔炎的大法。

医案精选

◎案

袁某,女,23 岁。因屡行人工流产术致带下量多、色黄、质稠、味臭秽,伴腰骶坠胀疼痛,时如针刺,经期为甚,便结溺黄,舌暗红、苔薄黄腻、舌下脉络瘀阻,脉细涩。妇检发现宫颈轻度糜烂,宫体增大,活动度差,双附件增粗压痛。B超提示:慢性盆腔炎。予桂枝茯苓丸加味。

处方:桂枝 10g,茯苓 15g,牡丹皮 10g,赤芍 10g,桃仁 10g,忍冬藤 30g,红藤 15g,山楂 30g,生蒲黄 15g,每日 1 剂。

治疗月余,诸证消失,妇检(－),B超显示正常。

按 本证乃属屡行手术,胞宫受邪毒所感,久之热毒瘀结,阻滞胞络,下注带脉而致。桂枝茯苓丸可化其瘀结,加生蒲黄、忍冬藤、山楂等清化瘀热,瘀散热清,诸证必除。

◎案

袁某,女,41 岁。1993 年 3 月 2 日初诊。患者于 1991 年 12 月做人工流产手术,术后因受凉始觉下腹部坠胀疼痛,腰骶部冷痛,白带量增多、质稀、呈褐色,左下腹似有包块,按之疼甚,每逢受凉则上述症状加重。曾在某院妇科检查,子宫大小正常,活动受限,双侧附件增厚并明显压痛。左下腹可触及 3cm×4cm 大小之条索状包块,压痛,B超提示左侧附件区可见囊性包块。化验血常规:白细胞 7.2×10^9/L,中性 0.70,淋巴 0.30。诊断为慢性盆腔炎。给予诺氟沙星(氟哌酸)等西药治疗,效果不佳,遂来中医就诊,症状同上述,诊见:面色苍黄,舌色淡红、舌边缘有瘀斑、苔薄白,脉弦涩。中医诊为带下病。证属寒凝血瘀,湿浊不化,治以活血化瘀、祛寒化湿,方用桂枝茯苓丸加味。

处方:桂枝 10g,桃仁 15g,牡丹皮 15g,茯苓 12g,赤芍 15g,川芎 12g,延胡索 12g,苍术 12g,香附 12g,甘草 3g。水煎服,每日 1 剂。

服上方 8 剂后,下腹坠胀疼痛及腰骶部冷痛明显减轻,白带明显减少,左下腹包块缩小,继用上方加蒲黄 9g,又连服 10 剂,自觉症状消失。妇科检查:子宫大小正常,双侧附件区压痛消失,左下腹条索状包块消除,复查 B超提示左附件区囊性包块消失。病告痊愈,随访 1 年未复发。

13. 子宫肌瘤

子宫肌瘤是女性生殖器官中较常见的一种良性肿瘤,也是人体中最常见的肿瘤之一,又称为纤维肌瘤、子宫纤维瘤。由于子宫肌瘤主要是由子宫平滑肌细胞增生而成,其中有少量纤维结缔组织作为一种支持组织而存在,故称为子宫平滑肌瘤较为确切,简称子宫肌瘤。

子宫肌瘤属中医学"癥瘕"范畴,其发生病因总结为"瘀"。其瘀与正气不足,脏腑功能失调,气机阻滞,瘀血、痰饮、湿浊等有形之邪相继内生,停积小腹,交结不解,日积月累有关。同时在疾病发生发展过程中,不断耗损阴血,消耗正气,因虚致瘀,更加重了瘀的存在。由此因果互生,交错盘结,使病变更加积重难返。在临床实践中以活血化瘀、软坚散结、攻坚击破、扶正祛邪为原则。疾病初起时,正气强邪气弱,宜用攻破法;若发病日久,邪气渐深,正气渐弱,则应攻补兼施;倘若久病不愈,正气已衰,宜以扶正为主,待气渐恢复,再议攻伐。

医案精选

◎案

姚某,女,41 岁。1998 年 6 月 16 日初诊。曾于 1995 年 9 月 26 日做 B 超检查,提示子宫后壁肌瘤 2.4cm×1.8cm,未加重视。诊见面色萎黄,舌淡红、边有瘀点、苔薄白,脉弦细。妇检:子宫前位,增大如孕 1 个半月,活动,无压痛,双侧附件正常。当日 B 超复查,后壁肌瘤 2.6cm×2.3cm。诊断:子宫肌瘤,证属气滞血瘀兼血虚,治宜行气活血、消痛散结,辅以补气血。给予桂枝茯苓丸加减。

处方:丹参 30g,牡丹皮、桃仁、赤芍、川芎各 9g,茯苓、海藻、昆布、当归、路路通各 12g,桂枝 6g,女贞子、旱莲草各 20g,鳖甲(另包)12g,地榆 12g,熟地黄 12g。每日 1 剂,水煎分 2 次服,经期停用。

服用 1 个疗程后诉经量渐趋正常,明显减少。B 超复查示:子宫肌瘤缩小为 1.0cm×0.9cm。上方继服 3 个疗程,B 超复查示:子宫肌瘤消失。随访 1 年子宫肌瘤无复发。

按 治疗子宫肌瘤多从活血化瘀、行气消痛着手。方中桂枝温经通阳,海藻、昆布、路路通配鳖甲通经行血、软坚散结,桃仁、丹参、赤芍、当归、川芎、牡丹皮行气活血散瘀、开阴散结,推动经脉血液运行,茯苓益脾渗湿,女贞子、旱莲草滋阴止血,全方共奏行气活血、破瘀消癥的作用。

14. 子宫肥大

子宫肥大是指子宫均匀增大,肌层厚度超过 2.5cm 以上,伴有不同程度子宫出血的一种疾病。主要临床症状为白带增多。另外,由于结缔组织增生及炎症沿宫颈旁或经宫骶韧带向盆腔扩散,患者会有腰骶部疼痛或会阴部坠胀感。

中医学无子宫肥大的病名,根据其月经情况,可以将本病归属于中医学"月经过多""月经先期""经期延长"的范畴。本病的发生主要与气虚或血热有关,但是无论气虚或血热,都可能挟有瘀血,瘀血阻滞造成血不归经,也可导致经量过多。

医案精选

◎案

某,女,38 岁。正常分娩 1 次,人工流产 3 次,末次流产曾有腹痛、发热症状,诊断为盆腔炎,经治疗后好转。因月经量多,子宫如 2 个月妊娠大,诊断为子宫肥大、功能失调性子宫出血,据此治疗效果欠佳,后用桂枝茯苓胶囊治疗 3 个月,月经量明显减少,子宫略大正常,又服 1 个疗程后子宫大小正常,月经量正常,观察 1 年未复发。

◎案

某,女,45 岁。因月经量多、心慌、无力就诊,诊断为子宫肥大、贫血。查体:贫血貌。子宫如 70 天妊娠大,建议手术治疗,患者拒绝,故用桂枝茯苓胶囊治疗 3 个疗程,患者症状明显好转,贫血得到改善,子宫如 50 天妊娠大,又坚持服用 3 个疗程,患者子宫接近正常,停药观察 1 年未复发。

按 根据桂枝茯苓胶囊重在活血化瘀、软结消癥的药理作用,用于子宫肥大患者的治疗,一般通过 3~6 个月的治疗,子宫明显缩小,甚至接近正常,同时功能失调性子宫出血治愈,贫血得到改善,避免了手术痛苦,故值得推广。

15. 卵巢囊肿

卵巢囊肿属广义上的卵巢肿瘤的一种,各种年龄均可患病,但以 20~50 岁最多见。卵巢肿瘤是女性生殖器常见肿瘤,有各种不同的性质和形态,如一侧性或双侧性、囊性或实性、良性或恶性等,其中以囊性多见,有一定的恶性比例。

本病属中医学"癥瘕"范畴。卵巢囊肿首见于《金匮要略·妇人妊娠病脉证并治》,其曰:"妇人宿有癥病,经断未及三月,而得漏下不者,胎动在脐上者,为癥痼害……下血者,后断三月衃也。所以血不止者,其癥不去故也,当下其癥,桂枝茯苓丸主之。"张仲景所指的"癥病"相当于妇人腹部的肿瘤包块,卵巢囊肿属此范畴。在治疗方面张仲景首先提出宜用下法,药用桂枝茯苓丸,取活血化瘀以除癥之意。气血津液失调是卵巢囊肿的病机关键,本虚标实是发生机制,肝血不足、肝郁脾虚为本,气滞血瘀、痰瘀互结为标。多数医家认为气滞血瘀、痰瘀互结是卵巢囊肿的主要病机。

中医目前对卵巢囊肿的治疗,除活血化瘀外,还采用了祛痰、利湿、清解、散寒、软坚等诸法,在方剂的应用上临床多选用东汉张仲景的桂枝茯苓丸。现代医学认为,桂枝茯苓丸能够改善卵巢、附件等组织及器官的微循环,增加局部的血流量。使囊肿内的水液消散,软化纤维组织,使囊壁包膜溶解吸收而囊消病除。

医案精选

◎案

王某,女,36 岁。1997 年 5 月 12 日初诊。左下腹疼痛 2 年余,经期疼痛加重,伴腰骶部酸痛,带下偏多,色白或黄,经量中等,有血块末次月经 5 月 2 日,现经净 2 天,舌质红、苔薄,脉细。妇科检查:子宫前位,正常大小,左侧附件区扪及一囊性包块,鸡蛋大小,表而光滑,活动度好,触痛(+)。B 超提示:左侧卵巢囊肿 6.3cm × 5.4cm。治以活血化瘀,除湿化痰。给予桂枝茯苓丸加减。

处方:桂枝、茯苓、牡丹皮、赤芍、桃仁各 15g,炙水蛭、炙乳香、炙没药各6g,薏苡仁、车前子各 20g(包)。每日 1 剂,水煎 2 次服,连服 3 个月经周期,经期停药,局部配合微波治疗。

8 月 15 日,经净后复查 B 超示:囊肿消失。继予桂枝茯苓胶囊,每次 4粒,1 日 2 次,连服 1 个月,巩固。

按 卵巢囊肿的病因病机多为气郁痰湿,痰凝瘀阻。将水蛭、乳香、没药等破瘀之品加入桂枝茯苓汤中,既加强了破瘀消癥之力,又顾护正气不受攻伐,局部配合微波治疗,以助气血运行,湿化瘀消。

16. 输卵管阻塞

输卵管堵塞可导致女性不孕,而导致输卵管阻塞的主要原因是炎症。输卵管是起到运送精子、摄取卵子及把受精卵运送到子宫的重要作用,输卵管堵塞阻碍精子与受精卵的通行,导致不孕或宫外孕,如果是盆腔炎症造成的输卵管梗阻,可以伴有下腹疼痛、腰痛、分泌物增多、性交痛等。

输卵管阻塞属"不孕症"范畴。根据中医学审证求因的理论,其病因为热毒内侵,阻滞经络;或情志不畅,肝气郁结;或肥胖之体,痰湿内生,均导致气机不畅,胞脉受阻。

医案精选

◎案

刘某,女,33 岁。1992 年 6 月 27 日初诊。结婚几年未生育,常感两侧少腹痛、腰酸痛,每遇行经,腹痛甚。经色紫暗有块,乳房胀,舌质暗、苔薄白,脉沉细。妇科检查:外阴已婚型。宫颈光滑,宫体后位,活动、大小正常,两侧附件增粗、压痛。基础体温双相。碘油造影:双侧输卵管阻塞。诊断:①不孕症;②痛经。证属气滞血瘀,治以活血化瘀、温经通络。给予桂枝茯苓丸加减。

处方:桂枝、桃仁各 10g,茯苓、丹参、穿山甲各 15g,牡丹皮、赤芍各 12g,香附、乌药各 12g,当归 20g。水煎服,每日 1 剂。外敷消癥汤(透骨草 30g,羌活、独活各 35g,肉桂 15g,乳香、没药、当归、红花各 10g,丹参、赤芍各 10g,艾叶 15g,防风 10g)。

连续治疗 3 个多月后怀孕,于 1993 年 8 月 7 日分娩一男婴。

按 治疗输卵管阻塞,要慎选活血化瘀、疏通经络之品,还要根据现代医学检验客观指标,灵活运用温阳化瘀、理气化瘀、清热化瘀、燥湿化瘀、消癥化瘀等法。与此同时,外敷药与内服药并用,使药力直达病所,以疏通输卵管而达到受孕之目的。

17. 带下

带下病有难愈、易复发的特点,西医尚无系统的认识,多认为是阴道炎、宫颈糜烂、内分泌失调引起。俗云"十女九带",带下病是妇科门诊最常见的疾病之一,约占妇科门诊的60%。西医学的阴道炎、子宫颈炎、盆腔炎、妇科肿瘤等疾病引起的带下增多有广义与狭义之分。广义之带下,乃泛指女科之经、带、产诸疾病而言,因这些疾病均发生在束带以下之部位;狭义之带下是指妇女阴道内流出的一种黏稠液体,或如涕,或如唾,绵绵不断,通称为白带。

"带下"之名,首见于《黄帝内经》,如《素问·骨空论》说:"任脉为病……女子带下瘕聚。""带下病"又称"下白物""流秽物"。带下病以湿邪为患,故其病缠绵,反复发作,不易速愈,而且常并发月经不调、闭经、不孕、癥瘕等疾病,是妇科领域中仅次于月经病的常见病。主要病因是湿邪,如《傅青主女科》说"夫带下俱是湿症"。湿有内外之别。外湿指外感之湿邪,如经期涉水淋雨,感受寒湿,或产后胞脉空虚,摄生不洁,湿毒邪气乘虚内侵胞宫,以致任脉损伤,带脉失约,引起带下病。内湿的产生与脏腑气血功能失调有密切的关系。脾虚运化失职,水湿内停,下注任带脉;肾阳不足,气化失常,水湿内停,又关门不固,精液下滑;素体阴虚,感受湿热之邪,伤及任带脉。总之,带下病系湿邪为患,而脾肾功能失常又是发病的内在条件;病位主要在前阴、胞宫;任脉损伤、带脉失约是带下病的核心机制。《妇人大全良方》中指出:"人有带脉,横于腰间,如束带之状,病生于此,故名为带。"中医辨证施治对带下病显示了特别的优势,尤其对于非炎症所致带下,中医确有肯定疗效。带下病的临床常见分型有脾阳虚、肾阳虚、阴虚夹湿、湿热下注、湿毒蕴结5种,故而带下病的治疗以健脾、升阳、除湿为主,辅以疏肝固肾;但是湿浊可以从阳化热而成湿热,也可以从阴化寒而成寒湿,所以要佐以清热除湿、清热解毒、散寒除湿等法。

医案精选

◎案

李某,女,41岁。2004年4月7日初诊。患者平素体弱,带下多且赤白兼夹2年余。曾多方求治,诊为附件炎,予抗生素治疗无好转。患者月经尚正常,小便不利,常面肢浮肿,劳累后加重,平素口干喜热饮,大便干结,面色苍白,乏力,舌胖淡、边有瘀斑、苔薄,脉细。尿常规、白带常规、妇检均无异常。子宫输卵管造影示:左侧输卵管积水,未见器质性病变。证属水血不调,带脉失约。治以祛瘀逐水,益气止带,方用桂枝茯苓丸加减。

处方:桂枝、赤芍、白术各10g,党参、益母草各30g,茯苓15g,桃仁9g,瞿麦12g。每天1剂,水煎服。

连服15剂,带下及面浮肿好转,守方加黄芪、石韦、冬葵子,调治半月,诸证悉平。随访1年未复发,复查B超未见输卵管积水。

按 本例患者带下多、赤白相兼缠绵不愈2年,积久不愈,必有瘀血。水湿内停,气机不畅,可形成血脉瘀滞;而瘀血内阻,又可促使气机阻滞,加重水湿潴留;带下失约,水湿下注,夹瘀血故成赤白色。故以桂枝茯苓丸逐瘀导水,重用茯苓以增强利水之力;加党参、白术益气健脾以止带;益母草、瞿麦活血祛瘀利水。诸药合用,共奏健脾止带、活血祛瘀之功。

18. 乳腺增生

乳腺增生是指乳腺上皮和纤维组织增生,乳腺组织导管和乳小叶在结构上的退行性病变及进行性结缔组织的生长,其发病原因主要是内分泌激素失调。乳腺增生症是女性最常见的乳房疾病,其发病率占乳腺疾病的首位。

本病属中医学"乳核""乳癖""胁痛"等范畴。女子以肝为先天,因肝主疏泄,肝气失疏,肝脾失调,气不化水,水湿内停,聚湿成痰,壅滞乳络,则血行不利;或脏腑功能失常,气血失调,痰瘀并结,阻滞乳络,积而成块,不通致痛;痰瘀阻滞,新血不生,乳络失养,其痛甚矣。

医案精选

◎案

陈某,女,35岁。1998年3月2日初诊。双乳胀痛2年余,每值经前胀痛明显,伴性情急躁,失眠,口干,舌质红、苔薄黄,触诊双乳有大小不等条索状肿块,B超检查示:双乳房多处肿块,其中左侧为5cm×4cm×4cm,右侧为3cm×2cm×2cm。治以疏肝解郁,化瘀散结。给予桂枝茯苓丸加减。

处方:桂枝、茯苓、牡丹皮、白芍、桃仁、浙贝母、桔梗各10g,醋柴胡、川楝子各12g,牡蛎30g,每日1剂,水煎2次。

经前 7 天起服用,连服 10 天。平时服桂枝茯苓胶囊,每次 4 粒,1 日 2 次。治疗 3 个月经周期,自觉症状消失,复查 B 超示右侧肿块消失,左侧大者缩小,小者未见。继予丸药取效。

按 乳腺小叶增生属中医"乳癖"范畴,多因情志内伤、肝气郁滞、痰瘀互结乳腺所致。治疗上结合月经周期的特点,经前 1 周用桂枝茯苓丸加疏肝解郁之品,使肝气条达,经血疏利,消癖化癥;平时则以丸剂缓消症状,既避香燥伤津之虞,又得癥块消散之功。

◎**案**

王某,女,29 岁。2000 年 1 月 4 日初诊。双乳疼痛伴肿块 4 年余。4 年前停止哺乳后发现双乳疼痛,并扪及肿块,以月经前为重,月经干净后症状消失,未予治疗。1 年后症状逐渐加重,疼痛较剧,或见刺痛,肿块增大、增多,有块状,亦有颗粒结节样,质韧不坚,按之游移,触之痛甚。患者形体丰满,面现黧黑斑,询知月经后期量少,色黑有块,经血下之不畅,伴痛经,查其舌质紫暗、边见瘀斑、苔白腻,脉滑。此乃痰瘀互结,乳络不通,胞脉痹阻,发为乳癖。治拟化瘀散结,活血通络。药用基本方,配合调周治疗,经前期加红花 10g、益母草 10g;行经期加炒艾叶 6g、生蒲黄 10g、五灵脂 10g;经后期加山药 15g、苍术 6g、白术 12g;经间期加鹿角霜 12g、菟丝子 12g、炒川续断 12g。经治疗 3 个月经周期,乳房疼痛消除,肿块消散,月经期、量、色、质正常,痛经亦愈。嘱患者继以桂枝茯苓丸进服,以资巩固。半年后随访未见复发。

按 本案用桂枝茯苓丸旨在温化行血,利湿消癥。方中桂枝辛温通阳以畅乳络,温经通脉以开塞滞;茯苓利湿以除痰,虽利而不损阴,且益脾健运,以杜生痰之源;牡丹皮、桃仁、芍药活血化瘀,芍药苦酸善开阴结,与桂枝相配调阴阳而不伤血;另配当归、丹参、乳香、没药养血活血,橘核、青皮行气散结,甘草调和。诸药合用,共奏化瘀散结、活血消癥之功。

第四节 男科疾病

前列腺增生

前列腺增生症(BPH)是男科的常见病,多发于老年男性患者,主要的症状是排尿困难,夜尿过多,使患者的生活质量下降,严重时可产生并发症威胁生命。前列腺增生的理想治疗方式是手术去除前列腺增生部分,但因许多患者年老体衰并伴有不同程度的心、肺、肾功能障碍,难以耐受手术治疗,或因梗阻症状轻,没必要进行手术治疗,还有相当一部分患者不愿意进行手术治疗,使得药物治疗最为普遍。现外科治疗以经尿道前列腺手术、微创手术为主,微波、激光、射频等物理疗法短期疗效尚可。

本病属中医学"癃闭""积证""淋证"范畴,"癃闭"之病名首见于《黄帝内经》。《素问·宣明五气》说:"膀胱不利为癃,不约为遗溺。"《素问·标本病传论》云:"膀胱病小便闭"。《灵枢·本输》说:"实则癃闭,虚则遗溺。"提出膀胱和三焦的气化不利可导致本病的发生。后世医家在此基础上又有所发展。本病的病位在膀胱,与三焦、肺、脾、肾的关系最为密切,年老体衰、肾气亏虚是本病的发病基础,瘀血、痰浊、气滞、败精是基本的病理因素,本虚标实是本病的病机特点。根据正邪虚实的不同,从湿热壅结,肺热气塞,脾气不升,肾元亏虚,肝郁气滞,下焦瘀阻论治。随着中医对直肠指检的引入,发现前列腺增生的患者多表现为前列腺体积增大、质地变硬及伴有压痛等,越来越多的医家认识到本病当同属"寂""积"的范畴,瘀痰是其共同的病理环节。因此,清热利湿,利尿通淋,疏肝理气,活血化瘀,软坚散结,补益脾肾等是本病的基本治疗原则。采用中医药治疗具有疗效确切、毒副作用小的优势,对患者整体体质的调节及病情的控制起着重要作用。大量临床资料已证实,中药在治疗本病中有独到之处,并已日益受到国内外医学界的重视。

医案精选

◎案

李某,男,66岁。2003年4月19日初诊。反复尿频,排尿困难,下腹部胀满1年,在当地经输液及服用中西药治疗(用药情况不详)无明显好转。小便次数增多,排出不畅,欲解不出,滴沥不尽,尿线变细,排尿无力,舌质淡、边有瘀点,脉细涩。血压130/80mmHg,空腹血糖4.8mmol/L。尿液化验分析未见异常,B超检查结果:前列腺肥大。辨证属气滞血瘀,固摄无权,治宜活血化瘀,温肾摄纳,方用桂枝茯苓丸合缩泉丸加味。

处方:桂枝10g,茯苓10g,牡丹皮10g,赤芍10g,桃仁10g,天花粉10g,冬葵子10g,泽兰10g,益智仁10g,乌药10g,菟丝子10g,杜仲10g,怀山药15g,桑螵蛸10g,炙甘草6g。每日1剂。

15日后复诊,小便次数减少,尿量及流速改善,前方去乌药、桑螵蛸,连续服药3个月,诸证消失。

按 本例患者年事已高,下元衰惫,固摄无权,故见小便频数,滴沥不尽,尿细无力,虽有瘀积阻塞水道,但在活血化瘀治疗瘀病的同时,又当益气温肾,培元固摄并举,使祛瘀兼顾正本,培元不碍消瘀,以攻补兼施获效。

第五节　皮肤科疾病

痤疮

痤疮是毛囊皮脂腺单位的一种慢性炎症性皮肤病,主要好发于青少年,对青少年的心理和社交影响很大,但青春期后往往能自然减轻或痊愈。临床表现以好发于面部的粉刺、丘疹、脓疱、结节等多形性皮损为特点。痤疮的发生主要与皮脂分泌过多、毛囊皮脂腺导管堵塞、细菌感染和炎症反应等因素密切相关。

在痤疮的临床辨证治疗时,有医家采用中医皮肤病性病学中的痤疮分型,将寻常痤疮分为 4 型:肺经风热型、肠胃湿热型、脾虚痰湿型、肝郁血瘀型进行治疗,取得了较为满意的疗效。还有参照《中药新药临床指导原则(试行)》2002 年版中医辨证分型,分为肺热型、湿热型、冲任不调型、血瘀痰凝型进行治疗。这些辨证分型的方法在临床治疗上都能取得满意疗效。

医案精选

◎案

刘某,女,19 岁。1989 年 3 月 9 日初诊。近 3 个月面生粉刺,以前额、鼻旁面颊为重,颜面潮红,粉刺遍布,大小不一,自觉面部潮热,微痒微痛,无汗,脉数弦紧有力,苔薄白而润。证属冲任壅实,上蒸颜面,阳热内郁,不能发越。治以开合腠理,发散郁热,疏泄冲任。

处方:先予大青龙汤:麻黄 20g,桂枝 10g,杏仁 10g,甘草 10g,生姜 10g,大枣 30g,生石膏 50g。每日 1 剂,水煎分 2 次服,每晚覆被令微微汗出。

3 月 10 日二诊:服 2 剂后,汗出较多,面部潮热感消除。改用桂茯苓丸原方:桂枝、茯苓、牡丹皮、白芍、桃仁各 20g,水煎,日服 1 剂。

3 月 25 日三诊:服 6 剂后,痤疮较前松散稀疏。继服 6 剂,痤疮基本消失，唯颜面皮肤略见粗糙。嘱再服上方6剂，尽剂而愈。

按 痤疮多系汗出当风或汗出用冷水冲洗，邪热郁于皮肤而发。《黄帝内经》云："劳汗当风，寒薄为皶，郁乃痤。"当今治法多用散风清热，凉血活血，罕有实效。虽属皮肤小疾，但有碍容貌，为此而求医者颇多。故其治疗首先发散郁热，使郁者得通，结者得散。但常易忽视本病好发于青年，肾气亢盛，冲任脉盛，由盛而瘀，虽不因风邪闭束，阳热内郁亦有发病者，曾有多例患者服用桂枝茯苓丸亦颇有效验。故认为此证肌膜郁热是标，而冲任壅实为本。现代医学亦认为本病之发生与性激素分泌过盛有关，故用桂枝茯苓丸以泄其实，痤疮自愈。桂枝茯苓丸虽为癥瘕而设，然药极平和，凡服用本方，无任何不良反应。方中桂枝配茯苓以行气化湿，配桃仁以行血滞，配芍药以散血结，配牡丹皮清散血中瘀热，诸药相伍，共奏理冲化瘀、散结行湿之效。

2. 黄褐斑

黄褐斑也称肝斑，为面部的黄褐色色素沉着，多对称蝶形分布于颊部。常对称分布于颧颊部，也可累及眶周、前额、上唇和鼻部，边缘一般较明显。无主观症状和全身不适。多见于女性，血中雌激素水平高是主要原因，其发病与妊娠、长期口服避孕药、月经紊乱有关。也见于一些女性生殖系统疾患、结核、癌症、慢性酒精中毒、肝病等患者。日光可促使发病。男性患者约占10%，有研究认为男性发病与遗传有关。色斑深浅与季节、日晒、内分泌因素有关。精神紧张、熬夜、劳累可加重皮损。

本病在中医学称为"黧黑斑""黑尘"等。一般认为本病与肝、脾、肾三脏有关。临床对本病往往重"外治"，轻"内治"，而中医内治法治疗黄褐斑效果很好。妇女的经、带、产，无论哪一方面出现病理变化，都极易成瘀滞，而内有瘀则外有故"瘀"是黄褐斑的基本病理特点。

医案精选

◎案

巴某，女，32岁。2002年10月6日初诊。患者2年前药物流产后，面部出现黄褐斑，额部、鼻根、两颊、上唇呈对称性分布淡褐色斑片，形成蝴蝶状，夏深冬浅，经前较重。以中西药内外合治，久不消退。平素月经不畅，色暗、量少、质呈渣状,淋漓行经7~10天,易烦躁恼怒,下腹隐痛,腰部酸困,舌淡紫、苔白干,脉沉涩。妇检:外阴、阴道、子宫颈无异常,宫体后位,形状大小正常,活动稍差,双侧附件无异常。B超检查示:子宫后壁间可见0.8cm×0.6cm低回声区。中医诊断:黄褐斑。证属血瘀痰浊泛上,兼肾虚肝郁。治以活血化瘀,佐以补肾疏肝。现值月经周期第20天,故以桂枝茯苓丸加味。

处方:桂枝、牡丹皮、柴胡各9g,黄芪、何首乌、桃仁、茯苓各15g,白芍、山茱萸、菟丝子各12g。7剂,每日1剂,水煎服。

11月20日二诊:黄褐斑明显色淡,斑片缩小,月经畅顺,色红量增。效不更方,每月经前期服上方7剂,调理3个月经周期,褐斑尽消,肌肤亮泽,身体无不适。B超复查示:子宫、双侧附件无异常。

按 黄褐斑是多在女性面部出现的色素沉着,多见于生育期女性,究其成因不外瘀、虚、郁或夹热、夹饮、夹湿、夹寒所致。桂枝茯苓丸中桂枝通行头面经脉;茯苓益气养血,化浊行饮;白芍柔养肝脏,可行血中之滞;牡丹皮、桃仁活血化瘀,消癥散结,兼清瘀热;佐山茱萸、菟丝子、何首乌调补肝肾;柴胡疏理气机;黄芪补气。诸药相伍,共奏通血脉、消瘀、散斑痕、润肤荣肌之良效。

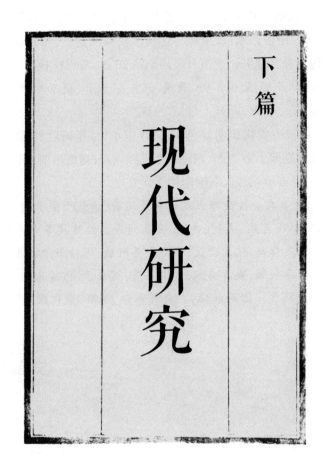

下篇

现代研究

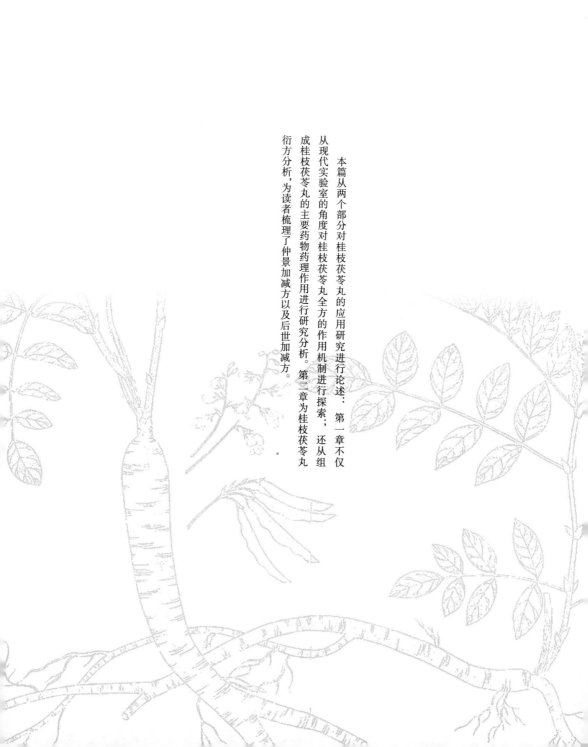

本篇从两个部分对桂枝茯苓丸的应用研究进行论述：第一章不仅从现代实验室的角度对桂枝茯苓丸全方的作用机制进行探索，还从组成桂枝茯苓丸的主要药物药理作用进行研究分析。第二章为桂枝茯苓丸衍方分析，为读者梳理了仲景加减方以及后世加减方。

第一章　现代实验室研究概述

第一节　桂枝茯苓丸全方研究

一、对血液系统的影响

　　桂枝茯苓丸可明显降低血液黏度,这是其抗血瘀作用的重要机制之一。该复方可使全血比黏度、全血高切比黏度、血浆比黏度及凝血因子Ⅰ的浓度降低。另外,桂枝茯苓丸可通过使红细胞唾液酸酶活性的定位分布正常化而实现其抗血瘀作用。有实验表明,该方能恢复小鼠红细胞膜上的唾液酸酶活性的正常定位分布,还能部分抑制糖皮质激素所致的红细胞膜外侧唾液酸酶的活性。桂枝茯苓丸降低血液黏度的作用可能与其降血脂作用密切相关。该药可能通过限制氧化低密度脂蛋白修饰从而抑制动脉粥样硬化的形成。该药能明显抑制过氧化脂质的形成,并有剂量依赖性。此外,桂枝茯苓丸的组成药物桂枝、芍药、牡丹皮在高浓度时能体外抑制过氧化脂质的形成。

二、对内分泌系统的影响

　　该方对多种妇产科疾病有治疗作用,提示其可能对女性内分泌功能有影响,即可能具有一定的雌激素样活性。桂枝茯苓丸可直接作用于卵巢,调节性激素的分泌,促进排卵。该方对卵巢趋化因子细胞因子诱导性嗜中性白细胞趋化因子(CINC)的分泌有直接促进作用,还可通过促进白细胞介素

1 和肿瘤坏死因子的分泌间接促进 CINC 的分泌,从而促进排卵。桂枝茯苓胶囊能够显著降低实验性高雌孕激素模型大鼠异常升高的雌二醇和黄体酮的血浓度。提示桂枝茯苓胶囊是治疗雌激素水平异常升高所致子宫肌瘤、子宫内膜异位症、乳腺增生等的有效药物。

桂枝茯苓胶囊对前列腺增生也具有一定的抑制作用。有学者采用小鼠尿生殖窦前列腺增生症模型进行观察,结果发现桂枝茯苓胶囊可明显减轻小鼠前列腺各叶重量及精囊腺重量,桂枝茯苓胶囊大、中剂量组小鼠的腺体组织和间质组织增生较轻,腺腔扩张程度较轻,腺上皮高度降低。其作用机制可能与其调节前列腺内性激素或其受体有关。这提示桂枝茯苓胶囊对男性激素的分泌也有明显的调节作用。

三、对免疫系统的影响

桂枝茯苓丸能改善机体的病理状态,具有扶正祛邪的作用。该作用与该方提高机体免疫力、调整机体的整体功能状态有关。桂枝茯苓丸中各组成药(牡丹皮、桂枝、茯苓、桃仁、芍药等)均具有免疫增强功能和对免疫功能异常的调节作用,且该药对免疫系统的调节很可能是多途径的。该药一方面通过增强巨噬细胞吞噬功能而增强机体的非特异性免疫力,另一方面可对细胞免疫进行调节。有学者通过动物实验发现,对早期血管病变出现动脉血管内皮细胞及 T 淋巴细胞、单核巨噬细胞特异性黏附的实验动物给予桂枝茯苓丸,结果其胸腹部动脉内皮 T 淋巴细胞黏附较少,脑动脉内皮 T 淋巴细胞黏附亦被抑制。表明桂枝茯苓丸的免疫作用机制与外周 T 淋巴细胞的变化有关。进一步实验证实桂枝茯苓丸对环磷酰胺诱导的免疫功能低下小鼠具有免疫刺激和免疫调节作用,能够增加 T 淋巴细胞总数,并能对 T 淋巴细胞亚群紊乱进行调整,提升白细胞介素 2(IL2)水平。

桂枝茯苓丸的抗肿瘤作用与其免疫调节作用密切相关。实验表明,桂枝茯苓丸具有抑制荷瘤小鼠肿瘤生长的作用,抑制率达 22.84%;能延长荷瘤小鼠生存期,生命延长率为 42.3%。桂枝茯苓丸具有提高荷瘤机体细胞免疫功能的作用,能促进免疫功能低下荷瘤机体细胞因子 IL－2、肿瘤坏死因子Ⅸ的分泌,且 IL-2 含量的增加可进一步活化自然杀伤细胞(NK)、细胞毒性 T 淋巴细胞(CTL)和淋巴因子激活的杀伤细胞(LAK)等杀伤细胞的功能,从而有效杀伤肿瘤细胞。该药还能直接杀伤或抑制某些肿瘤细胞,促进 CTL 细胞表达主要组织相容性复合体 1(MHC-1)类抗原并增强其杀伤活性,这些都对抗肿瘤具有重要作用。

据报道,桂枝茯苓丸还对轻症系统性红斑狼疮有辅助治疗作用,对子宫内膜异位症组织特异性体液免疫有抑制作用。

四、抗炎作用

桂枝茯苓丸在临床上常用于治疗多种炎症性疾病。实验研究表明,该方具有明显的抗炎作用,能抑制组胺、5-羟色胺等所致的毛细血管通透性增高,抑制蛋清、甲醛等所致的大鼠足部水肿,抑制慢性肉芽组织增生,即对早、晚期炎症均有显著的抑制效果。其抗炎作用的主要途径不是通过调节垂体-肾上腺系统,而是对炎症过程的许多环节直接起作用。该方还具有调节免疫、抗血栓形成、改善血流等广泛的药理活性,对变态反应性炎症所致的佐剂性关节炎大鼠全身性症状有明显的改善作用,体现了中医复方作用的特色和治病的优越性。

五、对肾功能的影响

桂枝茯苓丸可明显改善肾功能(包括血清肌酐、尿蛋白排泄量)和肾脏相关的病理变化,并可抑制糖尿病肾病的进展。可明显降低肾组织中高级糖基化终产物(AGEs)的蓄积,可明显降低肾组织中的过氧化脂质量,也可抑制血中脂质过氧化。但其抑制糖尿病肾病的机制与卡托普利及氨基胍不同。

六、对缺血性脑损伤的改善作用

以桂枝茯苓丸为主的复方能有效抑制脑缺血再灌注后脑组织中如

c - fos基因的表达,抑制 c - fos 基因表达有助于防止脑水肿的发生和兴奋性氨基酸的毒性损害,改善缺血后脑损伤。这提示该方可用于脑缺血患者的早期治疗,可能有助于改善症状,减轻缺血后损伤,并促进恢复。另外,桂枝茯苓丸加减方对缺血及再灌注后引起的兴奋性氨基酸的神经毒性和由钙离子大量内流造成的继发性神经毒性有明显的缓解作用,这也是其缓解缺血性脑损伤的一个重要原因。

七、对血压的影响

桂枝茯苓丸可抑制自发性高血压大鼠的血压升高和血管内皮活性的降低,提示该药可预防高血压的血管并发症。其降血压作用可能与其改善微循环状态有一定关系。研究表明,该药可扩张微血管管径,促进微血流。

此外,桂枝茯苓丸对中枢神经系统具有一定的镇静镇痛作用,对肝硬化有抑制作用。

第二节　主要组成药物的药理研究

一、桂枝

药理学研究证实,桂枝具有解热、扩张皮肤血管、促进血液循环、解表、发散(汗)、镇痛、抗真菌、抗肿瘤等作用,且毒副作用低。桂枝中所含肉桂酸具有抗菌、升高白细胞、利胆、抗突变、诱导入肺癌细胞恶性表型逆转和抗侵袭等药理作用。桂皮醛有明显的镇静、镇痛作用,并能兴奋唾液及胃液分泌而健胃,兴奋汗腺而解热,舒张支气管平滑肌而平喘,同时改善外周循环。原儿茶酸即 3 - 4 二羟基苯甲酸,是植物中抗炎、抗菌的活性成分。

1. 抑菌作用

韩爱霞等将 100% 桂枝浸出液滤纸片对金黄色葡萄球菌、白色葡萄球菌、绿脓杆菌、变形杆菌、甲型链球菌、乙型链球菌抑菌作用进行了研究。结果表明桂枝在体外对以上细菌均有明显的抑菌作用。

万里江等研究发现桂枝挥发油对金黄色葡萄球菌、大肠杆菌在一定浓度范围时有良好的杀菌效果。吴国海等发现桂枝蒸馏液抑制菌斑临床治疗效果良好,能有效抑制人口腔菌斑细菌的生长繁殖。

2. 抗炎、抗过敏作用

桂枝挥发油对急性、慢性和免疫损伤性炎症均有显著的拮抗作用,其作用与抑制花生四烯酸代谢、影响炎症介质生成及抗氧化等有关。徐世军等探讨了桂枝挥发油对细菌脂多糖(LPS)致大鼠急性肺损伤模型蛋白酪氨酸激酶活性的影响,发现桂枝挥发油能够抑制 LPS 所致大鼠急性肺损伤肺组织中 PTK 的异常增高,采用 ELISA 法检测肺组织细胞核蛋白 NF-kB P65 含量和肺组织溶浆中磷酸化 IKB、IL 的含量。结果表明正常大鼠肺组织中 NF-kB P65、磷酸化 IKB-cY、IL-1,3 仅有微量表达,LPS 尾静脉注射 6 小时后其表达显著增高,桂枝挥发油高、中、低剂量组 NF-kB P65、磷酸化 IKB、ILK 的含量均较模型组显著降低,说明桂枝挥发油对急性肺损伤时高度活化的 NF-kB 信号通路及对 PTK 活性的抑制是桂枝挥发油发挥抗炎作用的主要分子机制。

聂奇森等试验结果表明,桂枝提取物具有显著的抑制透明质酸酶的作用,具有强抗过敏作用,其活性成分为缩合型鞣质。黄丽等研究发现桂枝提取物经大孔树脂富集纯化后抑制率达到了 67%,具有很强的抑制透明质酸酶和抗过敏作用,其主要抗过敏成分为多酚类物质。

现代药理研究表明,桂枝尚对嗜异性抗体反应显示出抑制补体活性作用,具有较强的抗过敏作用,与对症治疗的西药相比更安全有效且无副作用。

3. 抗肿瘤作用

桂枝中桂皮醛具有良好的体内体外抗肿瘤效果,其机制主要涉及对肿瘤细胞的细胞毒作用和诱导肿瘤细胞凋亡。对体外培养的人皮肤黑素瘤、乳腺癌、食管癌、宫颈癌、肾癌、肝细胞瘤细胞的增殖具有良好的抑制作用,在适当剂量范围内可以保护和恢复荷瘤小鼠的免疫功能;桂皮醛能有效对抗小鼠 S180 实体瘤,对人肿瘤细胞发挥细胞毒作用的同时,也能诱导其发生细胞凋亡,且在一定剂量范围内具有保护和恢复机体免疫功能的作用。桂皮醛对胃癌裸鼠移植瘤模型,以不同浓度腹腔注射并与卡铂治疗比较,结果显示桂皮醛体内抗肿瘤作用明显,其机制与抑制肿瘤细胞增殖、诱导细胞凋亡有关。

4. 抗病毒作用

汤奇等采用鸡胚法,观察桂枝挥发油和桂皮醛抗流感病毒生长的作用,结果显示桂枝挥发油、桂皮醛具有良好的抗流感病毒作用,以治疗方式给药效果相对为优,桂皮醛可能是其抗病毒效应的主要成分之一。刘蓉等采用一系列方法测定桂枝挥发油及其主要成分桂皮醛体外对甲型流感病毒 A/PR/8/34(H1N1)增殖的影响及对该流感病毒株感染小鼠的治疗作用。结果表明桂枝挥发油及桂皮醛具有抗甲型流感病毒作用。

5. 利尿作用

采用含桂枝的五苓散提取液以 0.25g/kg 的剂量给麻醉犬静脉注射,可使犬尿量明显增加,单用桂枝(静脉注射剂量为 0.029g/kg)利尿作用比其他四药单用显著,故认为桂枝是五苓散中主要利尿成分之一。

6. 扩张血管、促进发汗作用

现代医学认为桂枝中主要成分桂皮醛、桂皮酸钠具有扩张血管、促进发汗的作用,常与麻黄相须为用,以增强全方的发汗解表之功。研究证实桂枝汤具有扩张血管和促进发汗的作用。桂枝乙醇提取物对大鼠离体胸主动脉环的舒张血管作用具有非内皮依赖性,其机制可能与抑制血管平滑肌细胞内质网储存钙的释放有关。

7. 降压作用

研究桂皮醛静脉连续给药后对麻醉大鼠心率、血压、左室收缩压、左室舒张压、左室最大压力变化速率等血流动力学指标的影响,结果显示桂皮醛在 120～360mg/kg 剂量内呈剂量依赖性地降低。桂皮醛对麻醉大鼠的心率具有显著抑制作用,对血压具有降低作用且可能与其对心肌的负性变时、变力效应和舒张血管作用有关。研究亦表明桂皮醛对氧自由基诱导的自发性高血压大鼠离体主动脉收缩也有抑制作用。

8. 解热、解痉镇痛作用

药理学研究证实,桂枝具有明显的镇痛解痉作用,因能作用于大脑感觉中枢,提高痛阈而具有镇痛效果。唐伟军等采用热板法和扭体法观察桂枝对小鼠热致痛和醋酸致痛的作用,结果显示桂枝对热致痛小鼠可明显延长其痛阈时间,对小鼠醋酸所致的疼痛有显著的拮抗作用,以桂枝醇提液镇痛明显,与罗痛定无显著性差异,桂枝水提液镇痛效应与罗痛定有显著差异,提示桂枝中镇痛有效成分为醇溶性物质。

9. 镇静、抗惊厥作用

桂枝中桂皮醛化合物具有镇静和抗惊厥作用。研究表明小鼠给予桂皮醛后,其自主活动减少,可增加巴比妥类药物的作用,同时对抗苯丙胺的作用,拮抗士的宁作用,降低烟碱致惊厥,抑制听源性惊厥等。

10. 抗血小板聚集、抗凝血作用

研究发现桂皮醛在体外能够明显抑制胶原蛋白和凝血酶诱导的大鼠血浆中血小板的聚集,在体内能够显著延长小鼠断尾后的出、凝血时间,减轻大鼠动静脉旁路丝线上血栓的质量,说明桂皮醛具有明显抗血小板聚集和体内抗血栓作用。其机制可能与抑制血栓烷素 A2 的形成,进而抑制血小板聚集有关。

二、茯苓

1. 抗衰老作用

现代医学研究发现,不少中枢神经系统疾病与细胞内内钙稳态失衡有密切关系(如老年痴呆、血管性痴呆),尤其是细胞内内钙离子超载,可以导致细胞的结构和功能破坏。谷氨酸是兴奋性神经递质,但谷氨酸分泌过度,可以引起神经细胞结构改变,甚至引起神经细胞死亡。

2. 对免疫功能的影响

茯苓多糖有增强免疫功能的作用,它有抗胸腺萎缩、抗脾脏增大和抑

瘤生长的作用,既可增强细胞免疫,又可增强体液免疫,有研究表明:羧甲基茯苓多糖还是免疫调节、保肝降酶、间接抗病毒、诱生和抗诱生白细胞调节素等多种生理活性,无不良毒副作用;茯苓多糖确有针对性地保护免疫器官、增加细胞免疫的功能,从而改善机体状况,增强抗感染能力;茯苓多糖在一定程度上加快造血功能的恢复,并可改善老年人免疫功能,增强体质,保护骨髓,减轻和预防化疗的毒副作用,达到扶正固本、健脾补中的作用。

吕苏成等报道,茯苓多糖 $250\text{mg}/(\text{kg}\cdot\text{d}-1)$ 时抑瘤作用最佳,超过此剂量时抑瘤作用反而减弱。茯苓多糖能增强小鼠巨噬细胞的吞噬功能($P<0.01$),增加酸性非特异脂酶(ANAE)阳性淋巴细胞数($P<0.01$),还能使脾脏抗体分泌细胞数明显增多($P<0.01$)。

林晓明等报道,茯苓 $12\text{g}/\text{kg}$ 给小鼠灌胃 21 天,观察到茯苓能提高小鼠外周 T 淋巴细胞 a – ANAE 阳性淋巴细胞数($P<0.01$),增强脾淋巴细胞对 ConA 刺激的增殖反应($P<0.01$),提示在该实验条件下,茯苓能增强小鼠特异性细胞免疫能。茯苓组脾脏空斑形成细胞数(PFC 数)及血清溶血素值均高于对照组,但差别无显著意义,提示在该实验条件下,茯苓对小鼠的特异性体液免疫作用不明显,茯苓能显著增强小鼠脾脏 IL – 2 的活性($P<0.01$)。另外,茯苓还能增强小鼠肝脏 SOD 活性($P<0.01$),抑制 MDA生成($P<0.05$),表明茯苓具有清除自由基作用,提示其延缓衰老进程可能有显著作用。

3. 抗肿瘤作用

国产茯苓菌核提取的茯苓素(三萜类混合物)体外对小鼠白血病 L1210细胞的 DNA 有明显的不可逆的抑制作用,抑制作用随着剂量的增大而增强;对艾氏腹水癌、肉瘤 S180 有显著的抑制作用,对小鼠 Lewis 肺癌的转移也有一定的抑制作用。茯苓多糖与茯苓有明显的抗肿瘤作用,一方面是直接细胞毒作用,真菌多糖能非特异地刺激网状内皮细胞和血液系统功能;另一方面是通过增强机体免疫功能而抑制肿瘤生长,主要通过 4 个途径来激活机体抗肿瘤的作用:①依赖宿主的免疫系统激活机体对肿瘤免疫监视系统(特异性免疫和非特异性免疫),从而抑制肿瘤细胞的增殖和杀伤肿瘤细胞;②通过抑制肿瘤细胞 DNA,RNA 的合成而实现其对肿瘤细胞的直接杀伤作用;

③升高肿瘤细胞膜上的唾液(SA)含量;④能增强肝脏 SOD 活性而清除氧自由基。茯苓的抗癌作用大致有如下 6 个方面:①抗肿瘤作用,首先影响人体细胞的 DNA,RNA 及蛋白质生物合成作用,从而抑制细胞的生长繁殖,导致癌细胞死亡;②直接影响复制;③干扰 DNA 转录;④作用与翻译,影响细胞的繁殖;⑤影响纺锤丝;⑥影响生物膜。

茯苓多糖腹腔给药能抑制小鼠 S180 实体瘤的生长,能使环磷酰胺所致的大鼠白细胞减少回升速度加快,提高巨噬细胞对羊红细胞的吞噬功能。羧甲基茯苓多糖具有扶正固本的功能,是免疫激活剂。有报道显示,羧甲基茯苓多糖(CMP)对小鼠艾氏腹水癌细胞的 DNA 合成有抑制作用,而且抑制作用随剂量的增大而增加。潘氏用羧甲基茯苓多糖配合化疗,治疗胃癌及肝癌 30 例,能使患者食欲增强,病状改善,体质增强,减少副作用,同时对患者骨髓有一定的保护作用。茯苓素体外对小鼠白血病 L210 细胞的 DNA 合成有明显的不可逆的抑制作用,可显著抑制 L1210C 的核苷转运,抑制 L1210DNA 合成的补偿途径的各个环节,对胸苷激酶有一定的抑制作用,且茯苓素对抗癌药有一定的增效作用。茯苓素在体内外有明显的增强巨噬细胞产生诱生肿瘤坏死因子。国产茯苓菌核分离的三萜茯苓酸、去氧土莫酸和猪苓酸 C 及其制备的衍生物甲酯、乙酯等对 K 562(人慢性髓样白血病)肿瘤细胞的毒素作用明显,对肝癌细胞也具有细胞毒素的作用。茯苓(日本产)的部分三萜化合物的甲酯已作为癌预防剂;茯苓聚糖经过碘酸氧化,硼氢化钠还原,硫酸水解后得到的直链葡聚糖有抗肿瘤作用,对S180 抑制率高达 96% 左右。

4. 利水消肿作用

中药的利尿作用与体液的利尿激素样的调节机制与肾的生理作用关系密切。茯苓素是利尿消肿的主要成分,茯苓素能激活细胞膜上的 $Na^+ - K^+ - ATP$ 酶,而 ATP 与利尿有关。茯苓素作为茯苓的主要活性成分,体外可竞争醛固酮受体,体内逆转醛固酮效应,不影响醛固酮的合成。这些都说明茯苓素是新的醛固酮受体拮抗剂,有利于尿液排出,恢复肾功能,消除蛋白质。康爱秋等报道重用茯苓治疗 55 例心源性水肿,有明显的利尿作用,在100g/d 剂量时作用最强。

5. 对消化系统的作用

茯苓对四氯化碳所致大鼠肝损伤有明显的保护作用,使谷丙转氨酶活性明显降低,防止肝细胞坏死。采用四氯化碳、高脂低蛋白膳食、饮酒等复合病因刺激复制肝硬化动物模型,在肝硬化形成后,经茯苓醇治疗3周,结果表明对照组动物仍有肝硬化,而给药组动物肝硬化明显减轻,肝内胶原蛋白含量低于对照组,而尿羟脯氨酸排出量高于对照组,表明药物可以使动物肝脏胶原蛋白降解,使肝内纤维组织重吸收。实验表明,在逍遥散各药中,以当归、茯苓抗肝细胞坏死的效果最为显著。诸药中唯独茯苓有使肿胀的肝细胞明显减退的功能,使肝脏的质量明显增加,加速肝细胞再生,达到保肝降酶的作用。羧甲基茯苓多糖对肝硬化、慢性迁延性肝炎有较好的疗效,90%的患者服用后肝功能得到改善,对急性黄疸性肝炎近期治愈率在30%以上,能提高血清补体C3及IgA的含量,降低IgG及IgM的含量。茯苓浸液对家兔离体肠肌有直接松弛作用,使肠肌收缩振幅减少,张力下降,对大白鼠实验性溃疡有防治作用,并能减低胃酸分泌,临床上常用于脾胃虚弱、消化不良、食少便溏者。实验证明,茯苓三萜及其衍生物可抑制蛙口服硫酸铜引起的呕吐。茯苓三萜化合物使胰岛素的分化诱导活性增强,三萜化合物本身也有分化诱导活性。

6. 预防结石的作用

有实验证实,茯苓多糖能有效抑制大鼠肾内草酸钙结晶的形成和沉积,具有较好的防石作用。尿液中主要抑制结石形成的物质是酸性粘多糖。但茯苓多糖的防石作用机制是否与酸性粘多糖一致,有待于进一步研究证实。给雄性大鼠喂成石药乙二醇的同时,分别给茯苓、消石素、五淋化石丹等。结果表明,给药组的肾内草酸钙结晶面积均显著小于成石对照组,而茯苓组的治疗效果更为显著。

7. 抗排斥反应的作用

建立大鼠异位心脏模型,观察茯苓提取物及环胞素(CsA)对心脏移植急性排斥反应的抑制作用。结果接受茯苓提取物25,50mg/(kg·d-1)的大鼠,移植心脏存活时间明显延长,病理损害程度减轻,外周血IL-2及IFN-γ

的含量及 CD3 + ,CD4 + ,CD8 + 细胞百分比和 CD4 +/CD8 + 的比值降低,与对照组 CsA 的结果相当。表明茯苓提取物对大鼠异位心脏移植急性排斥反应有明显的抑制作用。

8.抗菌、抗炎、抗病毒的作用

100% 茯苓浸出液滤纸片对金黄色葡萄球菌、白色葡萄球菌、绿脓杆菌、炭疽杆菌、大肠杆菌、甲型链球菌、乙型链球菌均有抑制作用。茯苓提取物对二甲苯棉球所致大鼠皮下肉芽肿形成有抑制作用。同时也能抑制其所致小鼠耳肿。日本学者从茯苓(日本产)的甲醇提取液中分离的三萜化合物 1, 2,6,12 和 23,其可以抑制 TPA(12 - 氧 - 14 - 酰佛波醇 - 13 - 乙酸)引起的鼠耳肿。另据报道,茯苓三萜类化合物 13,5,11,13,15,16,17,2,4,26,27, 28,31 等和茯苓提取物对 TPA(12 - 氧 - 14 - 酰佛波醇 - 13 - 乙酸)引起的雌鼠炎症有抑制作用;三萜类化合物 1 和 12 作为蛇毒液的磷脂酶 A2 (PLA2)的抑制剂,使其成为天然的潜在抗炎剂。羧甲基茯苓多糖(CMP)钠注射液体外抗单纯疱疹病毒 I 型(HSV - I)及因感染 HSV - I 而引起的猪肾传代细胞病毒的实验表明,在感染 10 ~ 100TCID 50 病毒情况下,2.0g/L 的 CMP 钠对 HSV - I 致猪肾传代细胞的细胞病变具有抑制作用。表明 CMP 在体外有抗 HSV - I 的作用。

9.增白作用

酪氨酸酶为黑色素生成过程的关键酶,控制其活力即可控制黑色素的生成量。尚靖等发现白茯苓对酪氨酸酶有显著的抑制作用且为竞争性抑制,通过抑制酪氨酸酶活性来减少黑色素生成量,可能是增白中药的作用机制之一。

10.减轻卡那霉素中毒性耳损害

侯建平等报道了茯苓对豚鼠卡那霉素耳中毒的影响。实验结果显示,对照组 2kHz 耳廓反射(PR)升高了(23.4 ± 3.5)dB,而茯苓组 2kHzPR 阈仅上升(16.2 ± 3.1)dB($P < 0.05$)。对照组 80dB 短声诱发的微音器电位和听神经动作电位为(336.2 ± 35.1)μV 和(454.2 ± 35.6)μV,而茯苓组为(464. 2 ± 35.5)μV 和(575.4 ± 46.3)μV($P < 0.05$)。耳蜗铺片显示,单用卡那霉

素动物外毛细胞损伤较严重,耳蜗底回外毛细胞缺失率为 57.5%,而茯苓组动物耳蜗底回外毛细胞缺失率为 39.6%($P < 0.05$)。结果说明,茯苓可减轻卡那霉素中毒性耳损害。

11. 抗迟发性超敏反应

以小鼠 2,4 - 二硝基氟苯(DNFB)变应性接触性皮炎(ACD)为迟发性超敏反应(DHR)的实验模型,以茯苓的高、中、低剂量于致敏期及诱发期给药,观察耳肿胀、耳部组织块重量。结果显示,茯苓能明显抑制 ACD,且呈现一定的量效关系。

12. 抑制 MMC 诱导的精子畸变

刘冰等报道用茯苓各剂量组(2.2,5,10g/kg)诱发的精子畸形率与阴性对照组相比,未见增高;对 MMC 引起的精子畸形均有明显抑制作用(与阳性对照组相比,$P < 0.01$)。

13. 其他作用

茯苓煎剂腹腔注射,能明显降低小鼠自发活动,并能对抗咖啡因所致的小鼠兴奋过度的作用。刘儒林等报道,灌服茯苓煎剂以后,小鼠对哇巴因的敏感性增加,对照组哇巴因致死量为(16.20 ± 2.32)$\mu g/g$,茯苓组为(12.47 ± 2.31)$\mu g/g$($P < 0.05$)。心肌组织 K^+ 含量测定显示,茯苓增加正常心肌的 K^+ 含量,空白对照组干燥心肌 K^+ 含量为(5.36 ± 2.11)$10^{-6}/mg$,而茯苓组为(6.95 ± 1.98)$10^{-6}/mg$($P < 0.05$),提示茯苓可能对细胞内 K^+ 含量有调控作用,其机制可能是通过增加 $Na^+ - K^+ - ATP$ 酶活性而实现的。吕志连等以腹膜孔平均孔径、开放密度为指标,研究了茯苓、茯苓皮对健康小鼠腹膜孔的调控作用,结果表明,茯苓、茯苓皮对调控作用不明显。茯苓三萜及其衍生物抑制蛙口服 $CuSO_4 \cdot 5H_2O$(五水合硫酸铜)引起的呕吐,实验证明,侧链上的 C - 24 位具有末端双键基团的三萜显示对蛙有止吐作用。茯苓素与小鼠腹腔细胞膜蛋白与牛血清蛋白的结合作用功能表明茯苓素能与血清蛋白及细胞膜蛋白不可逆结合,可改变膜酶的活性,影响膜蛋白功能,如核苷转运,前者浓度高时可使细胞破坏。血清蛋白可与茯苓素竞争性地结合,从而削弱其与细胞膜蛋白的结合。

　　单味中药茯苓治疗慢性精神分裂症,每人 60g/d,水煎服,连续服用 1 个月后采血,测定免疫球蛋白的 IgA 及血清铜蓝蛋白的含量(慢性精神分裂症的患者血清铜蓝蛋白的活性高于正常人)。再继续服药,待 3 个月后,用同样的方法再采血、测定、比较。治疗前后对照表明,慢性精神分裂症的患者血清铜蓝蛋白和免疫球蛋白有明显下降,临床症状明显缓解,其总有效率为56.60%。其中主要成分茯苓多糖具有明显增强机体免疫的作用。

第二章 名医验案

一、张爱芳运用加味桂枝茯苓丸巧治妇科病验案

1. 子宫肌瘤

◎案

王某,女,43 岁。2011 年 3 月 4 日初诊。自诉:月经量多 4 年余伴小腹疼痛,近 2 个月症状加重,行妇科及 B 超检查,B 超显示两个子宫肌瘤分别为 2.8cm×2.3cm、2.4cm×2.0cm。症见:经前腰腹坠胀疼痛,月经量多,有大血块,小腹部拘急不适,经期 7～10 天,周期 22～24 天;伴心烦易怒,舌边尖红,脉弦数,末次月经 2 月 15 日净。四诊合参辨证为肝郁气滞、血瘀夹热型。方以桂枝茯苓丸加味。

处方:桂枝 12g,茯苓 15g,牡丹皮 20g,赤芍 20g,桃仁 12g,白芷 12g,枳壳 15g,败酱草 30g,龟板 30g,穿山甲 15g。7 剂。

2011 年 3 月 10 日二诊,自诉:服药后,本次月经前腰腹部坠胀疼痛较前明显缓解,月经 5 天即净,血块减少,情志畅达。效不更方,守上方牡丹皮 20g 改为 12g,加莪术 10g、三棱 10g。共 30 剂。考虑到经期用药,嘱咐患者月经期停用上方,续服用药方:当归 15g,香附 15g,牛膝 30g,泽兰 20g,红花 15g,益母草 30g,白芷 15g,枳壳 15g。5 剂。

2011 年 3 月 18 日三诊:复查 B 超:见一子宫肌瘤为 1.2cm×1.0cm 大,余(－)。遂上方制作成蜜丸缓治,治疗 4 个月经周期。随访 2 年,月经经期

4～6天,周期27～30天,无血块,余皆正常。每半年复查B超,子宫肌瘤逐渐缩小至消失。

按 桂枝、茯苓组合为君药,温阳化水、祛湿化痰,为治饮邪停聚的经典配伍。桂枝与牡丹皮、桃仁、芍药相伍,温阳行瘀,增强后两味药之化瘀之力,此方乃治饮瘀互结之证的良方。其病为顽疾,故为丸,以渐散缓消而取得疗效。配用三棱、莪术,共奏逐瘀、消肿、破结之功;腹痛加白芷、枳壳奏理气止痛之效;败酱草清热除湿,龟板清热入阴;加入穿山甲为软坚散结血肉有情之品,最善于消散坚积肿块。经期方乃张爱芳教授临床多年经验积累而自拟成方,其方功效:理气止痛,活血化瘀。

2.卵巢囊肿

◎案

李某,女,38岁。2012年5月11日初诊。患者诉:单位组织体检时,B超检查示左侧卵巢液性囊肿,大小为4.7cm×4.3cm。妇科双合诊检查:可触及左侧附件包块(大小同B超所示),呈囊性,无压痛,表面光滑,活动度好,与周围组织无粘连。舌质淡有瘀斑、苔白微腻、舌体大、舌边有齿印,脉细涩。四诊合参辨证为痰湿瘀互阻,治以消痰化湿、活血化瘀为主,方药以桂枝茯苓丸加味。

处方:桂枝10g,茯苓15g,牡丹皮20g,赤芍20g,桃仁12g,皂角刺20g,炒白术15g,薏苡仁20g。30剂,水煎服。经期服用药方:当归15g,香附15g,牛膝30g,泽兰20g,红花15g,益母草30g,白芷15g,枳壳15g。5剂。

服上方1个月后二诊:扪及囊肿明显缩小,B超提示囊肿2.1cm×2.2cm。效不更法,上方继服1个月。

三诊:囊肿消失,电话随访1年,至今未再复发。

按 此病主要是五脏功能失司、气血痰瘀滞日久而成。而七情内伤、过劳、人工流产、行经、产后受凉等是本病形成的诱因。在上述诸多条件作用下,气血运行失常,气滞血瘀;阳不化气,湿浊内蕴,酿成痰浊;痰瘀交阻,留滞日久,瘀而内著,而成囊肿。因此,在治则上立足于活血祛瘀、化痰散结,选方以桂枝茯苓丸为主方加味应用于临床,从而取得了显著疗效。因囊肿为液体性的,故加用利水祛湿之白术、薏苡仁,从而使囊肿较快消失。加入皂角刺,其性温,味辛,具有消肿排毒、排脓的功效,在此可以破血行气、散瘀消癥。中医遵循辨证施治的治疗原则,随症加减,收效快,疗效佳,给恐惧手术的卵巢囊肿患者提供了一个很好的治疗途径。

二、田玉美教授运用桂枝茯苓丸治疗妇科病验案

1.子宫肌瘤
◎案

李某,女,43岁,已婚,育一子。2002年10月17日初诊。主诉:月经不规律,经量过多,伴小腹部疼痛,腰膝酸软,带下量多色黄,近期月经10月5日至9日,量多色暗,夹有血块。平素畏寒,纳呆寐差,小便频,大便偏干,舌质暗红、苔灰,脉弦涩。B超显示子宫4.6cm×5.9cm×5.8cm,子宫后壁2.5cm×2.5cm大小的强回声光团。经某医院确诊为子宫肌瘤。因不愿手术而求助于中医。辨证为气滞血瘀,血不归经,结为癥瘕。治以活血祛瘀,化癥消瘕。

处方:桂枝、红花、三棱、莪术各9g,茯苓、牡丹皮、赤芍、白芍、当归、延胡索、炒鸡内金各15g,川芎、甘草各6g,制香附、广木香各12g。14剂,水煎服,2次/天。

二诊时,患者月经来潮,经量可,色红,有小血块,腹痛减轻,但乳房胀痛,守上方去三棱、莪术、红花,加丹参、荔枝核各15g,刘寄奴12g,橘核10g。14剂后症状明显好转,复查B超显示子宫肌瘤为1cm×1.2cm。再服14剂,症状基本消失。

2.卵巢囊肿
◎案

王某,女,32岁,已婚。2002年11月13日初诊。诉左侧少腹及小腹部疼痛,月经量多色暗,有血块,经行7~9天,腰膝酸软,带下量多色黄。口干不欲饮,纳呆寐可,二便调,舌紫暗、苔薄白根腻,脉沉细涩。B超探查示:子宫4.6cm×4.9cm×4.8cm,子宫壁稍有增厚,左侧附件有3.3cm×4.2cm大小囊性包块。辨证为气滞血瘀,湿热蕴滞胞络,血不归经,瘀血凝滞日久,积

而成块。治以活血化瘀,软坚散结,缓消癥块,佐以利湿。

处方:桂枝、三棱、莪术各9g,茯苓、牡丹皮、赤芍、白芍、海藻、昆布、当归、生地黄、延胡索、焦三仙各15g,制香附、广木香各12g。14剂,水煎服,每日2次。

二诊时上述症状有所好转,上方去三棱、莪术,加刘寄奴、炒杜仲各12g,黄芪、炒白术各15g。再服14剂,症状基本缓解。

3.子宫内膜异位症

◎案

赵某,女,36岁,已婚。2002年12月13日初诊。诉小腹部剧痛,连及胁下,遇寒或月经期加重,甚则汗出,月经量少色暗,无血块,经行2~4天,腰膝酸痛,带下量多色白,舌紫暗、苔薄白、舌边有瘀点,脉沉细涩。B超探查显示:子宫壁增后,子宫内可见大小不均的光点。辨证为寒凝胞宫,气滞血瘀,不通则痛。治以温经散寒,活血化瘀,佐以疏肝理气。

处方:桂枝、三棱、莪术各9g,茯苓、牡丹皮、赤芍、白芍、熟地黄、当归、制乳没、延胡索、焦神曲、焦麦芽、焦山楂各15g,刘寄奴、制香附、广木香各12g,甘草6g。7剂,水煎服,2次/天。

二诊时上述症状有所好转,唯有畏寒之感较甚,续上方去三棱、莪术,加丹参、炒白术各15g,川楝子、炒杜仲各12g,高良姜3g。14剂后症状消失。

4.讨论

子宫肌瘤、卵巢囊肿、子宫内膜异位症均属中医的"癥瘕积聚"范畴。《灵枢·水胀》曰:"石瘕生于胞中,寒气客于子门,子门闭塞,气不得通,恶血当泻不泻,衃以留止,日以益大,状如怀子,月事不以时下。"《金匮要略·妇人妊娠病脉证并治》曰:"妇人宿有癥病……而得漏下不止……为癥痼害。"《景岳全书》曰:"瘀血留滞作癥,惟妇人有之,其证则或由经期或由产后,凡内伤寒冷,或外感风寒,或恚怒伤肝,气逆而血留,或忧思伤脾,气虚而血滞,或积劳积弱,气弱而不行。"上述三案均采用桂枝茯苓丸加减治疗,但因基本病机不同,故治疗亦有区别。在温阳利水、化瘀消癥的基础上,案1重在理气散结,案2重在化痰软坚,案3则以温经散寒为主。田玉美教授精于临床,辨证准确,用药谨守法度,故常获佳效。

参考文献

[1]张家礼.金匮要略[M].北京:中国中医药出版社,2004.

[2]张亮亮.桂枝茯苓丸方证研究[D].南京:南京中医药大学,2009.

[3]李贞翠,王冬梅,周文,等.桂枝茯苓丸治疗血瘀证刍议[J].实用中医药杂志,2014,30(4):345-346.

[4]黄煌.张仲景50味药证[M].北京:人民卫生出版社,1998.

[5]王俊娜.桂枝功效历史沿革[J].吉林中医药,2010,30(6):524-525.

[6]张建逵,窦德强,王冰,等.茯苓类药材的本草考证[J].时珍国医国药,2014,25(5):1181-1182.

[7]张秀云.牡丹皮本草学考证[J].安徽农业科学,2013,41(3):1052-1053.

[8]陈建杉.控制芍药在复方中功效发挥方向的诸因素研究[D].成都:成都中医药大学,2006.

[9]叶品良,王洪.浅谈桃仁临床运用的历史沿革[J].甘肃中医,2006,19(10):28-29.

[10]贾晋卯.桂枝茯苓丸(汤)治疗血液高黏滞综合征[J].陕西中医学院学报,1995,18(4):25.

[11]葛凌.桂枝茯苓丸新用[J].江西中医药,1997,28(2):32.

[12]骆淑媛.桂枝茯苓丸新用[J].吉林中医药,2006,26(4):47-53.

[13]吴贵娥,谢鸣.桂枝茯苓丸新用[J].中医药学刊,2005,23(6):1123-1124.

[14]刘绪英,曹丽莎.桂枝茯苓丸新用[J].河南中医,1995,15(6):342-343.

[15]杨斌.桂枝茯苓丸新用[J].张家口医学院学报,2002,19(3):65.

[16]张金举.桂枝茯苓丸新用[J].新中医,2005,37(6):18.

[17]王辅民.桂枝茯苓丸新用[J].山东中医杂志,1990(5):20-22.

[18]纪玉芹,孙秀莲.桂枝茯苓丸新用[J].山东中医杂志,1998,17(2):38-39.

[19]牛国莲,牛忻群.桂枝茯苓丸新用[J].家庭中医药,2005(3):51.

[20]李悦珣.桂枝茯苓丸新用[J].新中医,2001.33(1):70-71.

[21]丘裕元.桂枝茯苓丸新用[J].江西中医学院学报,2002,14(2):42.

[22]庞相荣.桂枝茯苓丸新用[J].新中医,2005,37(12):73.

[23]李仲全.桂枝茯苓丸新用[J].实用中医内科杂志,2006,20(4):406.

[24]潘婕.桂枝茯苓丸新用[J].山西中医,2000,16(1):55.

[25]李承功,门西才,陈延斌,朱孔思.桂枝茯苓丸治疗无症状性心肌缺血临床观察[J].江苏中医,1998,19(8):14-15.

[26]李芳举,姚艾虎,李承功.桂附通心丸治疗老年无症状性心肌缺血临床研究[J].时珍国医国药,2000,11(1):69-70.

[27]陈丽芳.桂枝茯苓丸加味在心血管病中的运用[J].江宁中医学院学报,2005,7(3):235.

[28]阎西才,李承功,裙宝英,等.桂枝茯苓丸治疗高脂血症39例[J].山东中医杂志,1997,16(10):444-445.

[29]孙月霞.桂枝茯苓丸加减治疗高脂蛋白血症[J].西部医学,2007,19(4):662-663.

[30]王燕青,陶红卫.加味桂枝茯苓丸治疗肺心病急性加重期31例[J].山东中医杂志,2002,21(11):655-656.

[31]姚庆云.桂枝茯苓丸合当归芍药散洽愈慢性肺脓肿[J].江西中医药,1986(1):28.

[32]刘臣,王俊杰,徐然.大柴胡汤合桂枝茯苓丸治疗支气管哮喘50例[J].河南中医,2005,12(3):19-20.

[33]周嵘.经方治哮喘验案举隅[J].国医论坛,2007(3):8-9.

[34]杨光华.桂枝茯苓丸治疗包裹性胸腔积液[J].四川中医,1989(4):15.

[35]吴元重,韩道才活血化瘀法治疗小儿包裹性脓胸[J].安徽医学,1983(6):87-90.

[36]洪广祥.论中医药治疗肺癌[J]中医药通报,2007,6(2):6-8.

[37]杨维华,孙振侠,谢京旭.桂枝茯苓丸治验举隅[J].北京中医药,1996(4):56.

[38]李泉红.桂枝茯苓丸加味为主治疗眩晕58例[J].湖南中医杂志,2003,19(1):40.

[38]林昌松,田敏,陈纪落.桂枝茯苓丸加味治疗神经根型颈椎病60例[J].陕西中医学院学报,2007,30(3):29-30.

[40]牛长命,武党红.桂枝茯苓丸临床运用举隅[J],陕西中医,1996,177(9):420.

[41]赵进喜.桂枝茯苓丸治顽固性失眠健忘[J].国医论坛,1991(6):30.

[42]洪天启.桂枝茯苓丸为主治疗中风偏瘫[J].中国中医急症,1996,5(2):96.

[43]牛俐,延振泉.桂枝茯苓丸加味治疗脑梗塞24例[J].中国民间疗法,1999,11(11):23.

[44]陈明.桂枝茯苓丸临床应用举隅[J].实用中医药杂志,2002(8):40.

[45]李振芝.小柴胡汤合桂枝茯苓丸临证举隅[J].天律中医,1992(5):43.

[46]张素兰.经方治疗重症黄疸四则[J].河南中医药学刊,1994(2):43-44.

[47]赵玉瑶,侯留法,高天旭.经方桂枝茯苓丸治疗肝硬化32例[J].中国中西医结合脾胃杂志,1998,6(3):190.

[48]武明钦,赵登科.桂枝茯苓鳖甲汤治疗肝硬化腹水50例[J].国医论坛,1990(4):35.

[49]曹福凯,钱峻,金小晶.桂枝茯苓丸加味治疗肝脓肿37例[J].福建中医药2003,34(5):28-29.

[50]何姐荣.中西医结合治疗多囊肝30例临床小结[J].福建中医药,1991,22(6):31.

[51]于俊生.桂枝茯苓丸临床新用[J].陕西中医,1991(9):415-416.

[52]李遂卷.临证三则[J].新中医,1993(12):10.

[53]陈松,刘丰阁.桂枝茯苓丸杂病运用治验[J].陕西中医,1999,20(6):276.

[54]胡源民.桂枝茯苓丸治痛1例[J].中医杂志,1995(11):75.

[55]何红权.桂枝茯苓丸加味治溃疡性结肠炎16例[J].江西中医药,1996,(S1):64.

[56]葛凌.桂枝茯苓新用[J].江西中医药,1997,28(2):31.

[57]周俊文.桂枝茯苓丸临床运用举隅[J].甘肃中医,2008(3):17.

[58]吕祖铭,叶成革.桂枝茯苓丸加味治疗顽固性腹水1例[J].泸州医学院学报,1990(2):119.

[59]李怀生.李景林.多脏盆肿脸案[J].光明中医杂志,1997(3):20.

[60]李芳.桂枝茯苓丸加味治疗紫癜性肾炎34例[J].辽宁中医药大学学报,2007,9(1):103.

[61]陶宪武,陶宪印.桂枝茯苓丸治疗输尿管结石[J].河南医药信息,1996,4(12):47-48.

[62]吴建华,陈一平.桂枝茯苓丸治疗尿路结石65例疗效观察[J].浙江临床医学,2005,7(7):738.

[63]蔡锡英.桂枝茯苓丸治疗石淋及肾积水证[J].中国中医药信息杂志,2001,108(10):69.

[64]蔡新风.泌尿系结石及伴肾积水之中医治疗[J].江西中医药,1996;27(2):30.

[65]郑慧文,李学铭.运用桂枝茯苓丸治疗肾功能损害所致氮质血症的经验[J].中医杂志,2000(2):47-48.

[66]刘斌武,袁长清.桂枝茯苓丸加味治疗癃闭[J].新中医,1990(3):43.

[67]李培旭,安艳秋.经方治疗肾病性水肿[J].辽宁中医学院学报,1999,1(1):20.

[68]刘信奇.桂枝茯苓丸治疗输尿管囊肿12例[J].湖南中医杂志,1995,11(5):53-54.

[69]范春茹.桂枝茯苓胶囊治疗痛证举隅[J].上海中医药杂志,2003,37
(3):18.

[70]付静.桂枝茯苓丸化裁临床运用举隅[J].中国民间疗法,2007(7):30-31.

[71]管仕伟.经方治疗糖尿病验案举隅[J].河南中医,2008,28(4):22.

[72]廖世忠,陆社桂.桂枝茯苓丸治疗糖尿病周围神经病变20例[J].内蒙古中
医药,1996(4):8.

[73]陈筱云,赵莉娟.从论治糖尿病肾病[J].中国中医基础医学杂志,2002.8
(7):53-54.

[74]何灵芝,李学铭.桂枝茯苓丸治疗糖尿病肾病肾功能不全20例[J].浙江中
西医结合杂志,2001,11(9):584.

[75]尚友松.桂枝茯苓丸加味治疗痰瘀证2则[J].安徽中医临床杂志,1998,10
(3):74-175.

[76]王辅民.佳枝茯苓丸新用[J].山东中医杂志,1990,(5):20-22.

[77]朱德林,黄伟星.柴胡桂枝汤、桂枝茯苓丸治疗传染性单核细胞增多症[J].
河北中医,1986,(1):48.

[78]姬凤瑞,杨金选.桂枝茯苓丸加减治疗术后腹痛42例[J].中国社区医师,
2007,9(13):95.

[79]张庆伟,李春英.桂枝茯苓丸加减治疗急性单纯性阑尾炎112例临床观察
[J].光明中医,2006,21(7):1.

[80]贾振武.桂枝茯苓汤治疗阑尾周围脓肿[J].西山科技,1998(12):42-43.

[81]顾玉凤.桂枝茯苓丸加味治疗阑尾周围脓肿33例[J].云南中医中药杂志,
1999,20(5):32.

[82]陈立富,郑林.桂枝茯苓丸临床应用举隅[J].河北中医,1997,19(3):
30-31.

[83]韦曙平.桂枝茯苓丸治疗神经纤维瘤17例[J].实用中医药杂志,2001(6):14.

[84]陈志强.桂枝茯苓丸加味治疗深静脉血栓形成综合征50例[J].中医研究,
2004,17(1):44.

[85]李传芳,张素珍.桂枝茯苓丸的临床应用[J].安徽中医学院学报,1982,
(4):31-32.

[86]张金玲,徐凤芹,衣非.桂枝茯苓丸加味治疗单纯性甲状腺肿大的临床体会
[J].中国地方病防治杂志,2006,21(6):379-380.

[87]周长泉.桂枝茯苓丸治疗桥本病疗效观察[J].河北中医,2001,23(9):691.

[88]王豪.桂枝茯苓丸新用途[J].家庭中医药,2006(4):60.

[89]崔永会,黄克江.桂枝茯苓胶囊治疗乳腺小叶增生的临床观察[J].中医药
学报,2003,31(3):8.

[90]戚玉华.桂枝茯苓丸加减治疗乳腺增生病 110 例[J].国医论坛,2003,18(5):8.

[91]温秉强.桂枝茯苓丸合血府逐瘀汤加减治疗乳腺增生病42 例[J].内蒙古中医药,2008(1):12 - 13.

[92]贾美春,金宗浩.桂枝茯苓胶囊加三苯氧胺治疗乳腺增生病76 例[J].江苏中医药,2004,25(12):35 - 36.

[93]秦建国,陈桂芳.桂枝茯苓丸临床应用[J].湖北中医杂志,1997,14(2):50.

[94]金明玉,柳振宇.加味桂枝茯苓丸治疗痛经 50 例[J].长春中医学院学报,2002,18(3):30.

[95]姜雅晴.桂枝茯苓丸加味治疗痛经 60 例疗效观察[J].中外健康文摘,2008(1):69 - 70.

[96]王亚茹,郝向东.桂枝茯苓胶囊联合维生素 B_6 治疗痛经临床观察[J].现代中西医结合杂志,2004,13(9):1161 - 1162.

[97]王志红.针药并用治疗痛经83 例[J].河南中医,2005,25(5).

[98]刘军,简军.桂枝茯苓丸加耳穴贴压治疗痛经 35 例临床观察[J].内蒙古中医药,2006,3(6):4.

[99]王悦.桂枝茯苓丸加味治疗多囊卵巢综合征临床观察[J].山东医药,2006,46(1):70 - 71.

[100]刘丽霞,苏建跃,杨蕴慧.桂枝茯苓胶囊治疗功能失调性子宫出血200 例临床观察[J].中原医刊,2001,28(9):59.

[101]王景福.苍附导痰丸合桂枝茯苓丸治疗功能性子宫出血 34 例[J].江西中医药,1996,27(5):32.

[102]舒晓云.中西医结合治疗功能性子宫出血40 例[J].河北中西医结合杂志,1998,7(8):1259.

[103]彭慈荫.桂枝茯苓丸治疗闭经 20 例报告[J].贵州中医学院学报,1992,5(2):9.

[104]洪仲达.桂枝茯苓丸加味治疗经期延长 36 例[J].山西中医,1993,13(4):20.

[105]金季荃.加味桂枝茯苓丸治疗子宫内膜异位症 95 例[J].辽宁中医杂志,1994,21(6):271.

[106]高慧明.宫外孕1 号方合桂枝茯苓胶鑫治疗卵巢子宫内膜异位 30 例[J].国医论坛,2002,17(2):41.

[107]董爱峰.内异方合桂枝茯苓丸治疗子宫内膜异位症 48 例[J].云南中医中药杂志,2010,21(5):27.

[108]陈建营.桂枝茯苓胶囊联合甲经孕酮治疗子宫内膜异位症[J].现代中西医结合杂志,2006,15(7):878.

[109]牛文贵.桂枝茯苓丸合吲哚美辛胶囊治疗盆腔子宫内膜异位症32例[J].实用中医药杂志,2007,23(3):179.

[110]杨敏,张旭宾.中医综合疗法治疗子宫内膜异位症35例疗效观察[J].新中医,2004,36(4):22-23.

[111]李怀勇.中西医结合治疗更年期综合征36例[J].实用医学杂志,1993,(3):32-33.

[112]陈国珍.桂枝茯苓丸化裁治疗慢性盆腔炎40例[J].吉林中医药,2005,25(3):28.

[113]丁杨,慧颖.桂枝茯苓胶囊治疗慢性盆腔炎100例分析[J].中国误诊学杂志,2007,7(8):1802-1803.

[114]陈万秋.中药治疗慢性盆胜炎22例疗效观察[J].中国保健杂志,2006,14(2):114.

[115]董晋莉,朱颖.当归芍药散合桂枝茯苓丸加味治疗慢性盆腔炎40例[J].吉林中医药,2007,27(6):32.

[116]吴晋峰.中西医结合治疗慢性盆腔炎60例[J].陕西中医,2002,23(11):977.

[117]肖云芳.中药加穴位封闭治疗慢性盆腔炎56例疗效观察[J].中国中医药信息杂志,1999,6(5):55.

[118]卢乔.综合疗法治疗慢性盆腔结缔组织炎66例[J].四川中医,2004,22(10).

[119]王春霞,李水伟.中药内服外用治疗慢性盆腔炎的临床应用[J].中国医药导报,2007,28(4):75.

[120]张平,李莉萍.中药内服加灌肠配合微波照射治疗慢性盆腔炎32例[J].陕西中医学院学报,2002,75(4):30-31.

[121]张金举.桂枝茯苓丸新用[J].新中医,2005,37(6):18.

[122]范道远,周椒英.桂枝茯苓丸加味治疗宫外孕40例[J].湖北中医杂志,1996.18(5):11.

[123]艾德明.中药为主诊治非休克型宫外孕18例临床体会[J].云南中医中药杂志,2000,21(6):14

[124]叶汉华,胡昌寿.桂枝茯苓丸合荔核散治疗宫外孕[J].湖北中医杂志,2001,23(3):31.

[125]陈昌武.桂枝茯苓丸加味治疗异位妊娠31例[J].实用中医药杂志,2001.17(9):14.

[126]杨修策.桂枝茯苓丸治疗宫外孕26例[J].光明中医杂志,1997,12(3):30-31.

[127]谭继雪,毛则先.桂枝茯苓丸下死胎临床休会实用中医药杂志[J],1997,(1):27.

[128]梅大钊.夺命丸下鹊形畸胎案[J].江苏中医,1991(10):26.

[129]黄赞.桂枝茯苓汤加味治疗产后尿潴留 93 例[J].江西中医药,1997,28
(1):31.

[130]黄朝水.桂枝茯苓丸合五苓散治疗产后癃闭 65 例[J].福建医药杂志,
1990,12(3),65.

[131]周俊文.桂技茯苓丸加味治疗产后发热 48 例疗效观察[J].四川中医,
2008,26(2):79.

[132]程琼璧.桂枝茯苓丸合失笑散治疗人工流产后恶露不尽 42 例[J].湖北中
医杂志,1986(2):42.

[133]庞相荣.桂枝茯苓丸新用[J].新中医,2003,37(12):73.

[134]吴凌燕.桂杖茯苓丸和生化汤治疗药物流产后胚膜残留[J].广西中医学
院学报,2002,5(1):8 - 10.

[135]陈平,刘延凤.桂枝茯苓丸加减治疗药物流产后阴道出血[J].山东中医杂
志,2004,23(8):308.

[136]袁庆秀,乔军,李脉.桂枝茯苓丸治疗药物流产后阴道出血 106 例[J],辽宁
中医杂志,2003.30(12):1009.

[137]邢翠玲.桂枝茯苓丸联合催产素治疗药物流产后出血 105 例[J].四川中
医,2003,21(8):61.

[138]闻秀杰,李正平,姿成立.中医中药治疗人工流产术后腰痛[J].黑龙江中
医药,1996(1):47.

[139]姚石安.仲景方与妇科临床[J].国医论坛,1993,(2):10 - 11.

[140]张学云.经方合用治疗妇女上环后腹痛 6 例[J].国医论坛,1999,14
(2):12.

[141]刘继刚.桂枝茯苓丸加味治疗子宫肌瘤 65 例[J].现代中医药,2003
(1):38.

[142]杜文华.桂枝茯苓丸保留灌肠与口服治疗子宫肌瘤 40 例[J].山东中医杂
志,1993,12(2):28 - 29.

[143]李凤军.中西医结合序贯治疗子宫肌瘤 160 例[J].河南中医,2005,25(1):
59 - 60.

[144]张爱玲,段广亚,乐石旺.中西医结合治疗子宫肌瘤 50 例[J].中外健康文
摘,2008,5(2):232 - 233.

[145]刘颖,刘彬.张仲景方药加减治疗子宫肌瘤 100 例疗效分析[J].亚太传统
医药,2006(11):79.

[146]李凤芹,杨红艳,杨凤云,等.桂枝茯苓胶囊治疗子宫肥大症的体会[J].现
代中西医结合杂志.2003(6):625 - 626.

[147]许世瑞,段海涛.桂枝茯苓丸治疗子宫癌15例[J].四川中医,1992(9):42.

[148]张成贵."利坤冲剂"治疗小子宫76例[J].江苏中医药,2004,25(8):32.

[149]盛宝琴.中药灌肠治疗输卵管阻塞性不孕89例[J].浙江中医杂志.

[150]李玉霞.桂枝茯苓胶囊联合中药保留灌肠治疗输卵管阻塞性不孕130例[J].陕西中医,2006,27(6):661-662.

[151]匡海杰,匡淑杰.中医治疗排卵功能障碍性不孕症67例[J].中国社区医师,2006,22(8):45.

[152]周小祝,莫志贤.桂枝茯苓丸的药理作用研究进展[J].医药导报,2006,25(2):142-143.

[153]许源.桂枝的化学成分与药理活性研究进展[J].中药材,2013,36(4):674-675.

[154]张敏.茯苓的药理作用及研究进展[J].北华大学学报,2008,9(1):64-66.

[155]李莎.林昌松运用桂枝茯苓丸治疗风湿病经验撷要[J].江西中医药,2012,43(4):18-19.

[156]游银丽.张爱芳运用加味桂枝茯苓丸巧治妇科病验案举隅[J].江西中医药,2014,45(9):45-46.

[157]刘茂材.田玉美教授运用桂枝茯苓丸治疗妇科病验案[J].湖北中医杂志,2004,26(2):19-20.